치료적 스트레칭

Therapeutic Stretching

치료적 스트레칭

Therapeutic Stretching

제인 존슨, MCSP, MSC 지음

대표 역자 백형진

대성의학사

내가 처음 실행한 워크숍은 '치료적 스트레칭'이라고 불렸다.
이 책은 그 워크숍에 참가한 소수의 치료사들과 그 이후 치료 기술을 배우기 위해 참석한 수백 명의 사람들에게 바친다. 여러분들의 질문과 논평은 스트레칭이 어떻게 그리고 누구에게 유용한 치료인지 이해하는 데 도움을 주었다.

차례

Part III. 스트레칭 구현

Part IV. 스트레칭 방법

역자 서문

저는 스포츠의학과 통합의학을 전공하였으며 국가대표팀과 프로·실업팀에서 AT로 엘리트 선수들을 관리하였고, 지금은 BM필라테스&PT를 운영하며 일반인들에게 스트레칭을 교육하고 있습니다.

또한 전문가들을 대상으로 대한예방운동협회와 바디메카닉에서 FST 근막스트레칭이라는 강좌를 강의하며, 온유 크라이오&스트레칭 브랜드의 스트레칭 프로그램을 개발하는 데 교육이사로서 참여하였고, 다양한 스트레칭 기법에 대한 노하우와 연구를 바탕으로 『셀프 근막 스트레칭』, 『기능해부학 스트레칭』을 번역하였습니다.

그리고 이번에 『치료적 스트레칭』의 대표 역자로 참여하게 되었는데, 이 책은 근골격계 질환을 예방하고 그와 같은 질환으로 고생하는 사람들이 재활운동을 할 때 안전하게 적용할 수 있는 스트레칭 방법에 대해 알려드립니다. 집에서 스스로 할 수 있는 프로그램과 근골격계 질환에 대한 주의사항과 안전수칙을 제공하며 관련 내용이 상세한 사진과 함께 제시되어 있습니다.

또한 머슬에너지테크닉(MET) 기법과 연부조직 이완법(STR)을 포함하여 능동적, 수동적 스트레칭 방법을 모두 배우실 수 있습니다. 또한 질환별, 자세별 적용 방법과 응용 동작을 포함하고 있어 트레이너, 필라테스 지도자, 요가 강사, 물리치료사, 테라피스트 등 운동을 지도하는 사람들은 물론이고, 재활을 시키거나 스스로 재활운동을 하는 개인까지 활용 영역이 다양하고 그만큼 유익한 내용을 담고 있습니다.

이 책이 보다 많은 사람들이 부상 없이 건강해지는 데 도움이 되기를 기원합니다.

백형진

시리즈 서문

마사지는 가장 오래된 치료법 중 하나일지도 모른다. 현재, 그 어느 때보다도 많은 치료사들이 광범위한 마사지 기술을 연마하고 있다. 이러한 많은 기술들을 마사지 교육기관과 학위 과정을 통해 배운다. 우리는 이 많은 마사지 치료사들이 고객에게 마사지 치료법을 전달하는 데 필요한 최고의 임상 및 교육 자원의 기술을 제공하기를 바란다. 휴먼 키네틱스는 이를 염두에 두고 치료사를 위한 '테라피스트를 위한 핸즈 가이드' 시리즈를 개발했다.

'테라피스트를 위한 핸즈 가이드' 시리즈는 마사지 치료사를 대상으로 하지만 환자나 피트니스 지도자 같은 신체를 다루는 다른 직업군들에게도 유용할 수 있는 평가와 치료의 구체적인 도구를 제시한다. 이 시리즈의 각 책은 고객에게 기술을 전달하는 단계별 안내서다. 이 책들은 기법을 묘사하는 훌륭한 사진들로 이루어져 있다. 팁들은 기술을 조정하는 데 도움이 되는 유용한 조언을 제공하며, 고객과의 대화란에는 특정한 문제가 있는 고객들에게 사용할 수 있는 기술의 예를 포함하고 있다. 책마다 지식과 기술을 테스트할 수 있는 문제들이 제시되어 있는데, 이것은 자격시험을 준비하는 이들에게 특히 도움이 될 것이다. 우리는 심지어 답안도 대본으로 만들었다.

누군가는 시험을 통과하거나 과거에 배운 기술을 떠올리기 위해 '테라피스트를 위한 핸즈 가이드' 시리즈의 책을 사용하고 있을지도 모른다. 누군가는 학생들과 함께할 수 있는 마사지 방법을 찾는 강사일 수도 있다. 이 시리즈는 이론에서 실천으로 전환할 수 있는 쉬운 방법들을 단계별로 제공한다. '테라피스트를 위한 핸즈 가이드' 시리즈는 마사지 치료에 대해 진지하게 접근하는 모든 사람들에게 필수적인 지식을 제공할 것이다.

서문

테라피스트나 피트니스 전문가들은 발목 염좌, 단축되어 경직된 종아리나 테니스 엘보 같은 근골격계 부상에서 회복 중인 고객들을 치료해 왔다. 확실히 경직된 햄스트링, 경직된 목, 요통을 동반한 근긴장을 겪고 있는 고객들을 도와왔다. 이러한 모든 종류의 질환에 대해서는 마사지 외에도 스트레칭이 치료 해결책의 일부로 권장되는 경우가 많다. 이 책은 일반적인 근골격계 질환으로부터 재활하는 고객들을 안전하고 확실하게 치료할 수 있는 광범위한 스트레칭 방법을 제공한다.

마사지, 물리치료 또는 체력훈련 프로그램의 일환으로 고객을 안전하게 스트레칭하는 것은 중요한 기술이다. 또한 고객들이 부상을 회복하는 재활의 일부로 집에서 할 수 있는 스트레칭의 종류를 알려주거나 근육통이나 관절 경직의 관리를 도울 수 있는 능력을 발휘할 수 있다. 또한 부상 후 치료 중인 사람들이나 노인 고객 등 특수 집단과 일할 때 표준 스트레칭의 수정은 필수적이다. 이 가이드는 여러분이 자신감 있고 유능한 방식으로 수동적 스트레칭을 적용하도록 도와줄 것이며, 여러분의 고객을 가장 잘 포지셔닝하는 방법과 근골격계 문제가 있는 고객에게 스트레칭을 적용할 때 사용할 도구들을 가르쳐 줄 것이다. 사진을 통해 수동적 스트레칭을 한 적이 없는 경우 시작하기 전에 도움이 되는 시각적 프롬프터를 제공한다. 책은 네 부분으로 구성되어 있다.

1부는 시작하는 법을 배우고 스트레칭을 준비한다. 여기서 치료적 스트레칭이 필요한 이유와 스트레칭 프로토콜을 설계하는 과제, 둘 다 고려하도록 권장된다.

근골격계 부상 후 행할 수 있는 스트레칭은 일반적인 안전수칙과 함께 설명되며, 여기에 포함된 근골격계 질환에 대한 전체 목록이 수록되어 있다. 또한 이 부분에서는 스트레칭 프로그램을 준비할 때 따라야 할 10가지 단계를 제시한다.

2부의 3장은 능동적 스트레칭과 수동적 스트레칭을 모두 포함한다. 주된 초점은 수동적 스트레칭이다(즉, 스트레칭은 스포츠 마사지 치료사, 스포츠 재활치료사, 물리치료사 또는 고객을 앉히거나 눕혀 처치하는 정골요법사들이 안전하게 수행할 것이다). 동적 스트레칭은 고객이 가정에서 선택해서 사용할 수 있는 스트레칭 프로그램으로 구성되었다.

4장은 머슬에너지테크닉(MET) 및 연부조직 이완(STR) 같은 수동적이고 능동적이며 진보된 형태의 스트레칭을 구별하는 방법을 배우게 된다. 각각을 얼마나 쉽게 적용할 수 있는지, 신체의 어느 부위에 사용할 수 있는지, 어떤 형태의 근골격계 부상이 가장 적합한지에 대한 관점에서 탐구된다.

3부는 책의 핵심 부분으로 세 장으로 나뉜다. 이들 각 장은 신체 각 부분과 재활을 위한 스트레칭에 적합한 근골격계 질환의 종류에 초점을 맞춘다. 5장은 하지의 발과 발목, 무릎과 다리, 그리고 엉덩이와 허벅지 부위와 그와 관련된 발목 염좌, 정강이 통증, 무릎 연골 연화증과 같은 질환에 대한 스트레칭을 다룬다. 뿐만 아니라 종아리나 햄스트링이 긴장되어 있는 고객들을 위한 치료 방법도 포함한다. 6장에서는 어깨, 팔꿈치, 손목, 손, 손가락 등 상지에 스트레칭을 제공한다. 여기에서는 유착성 관절낭액(오십견), 외측 상과염(테니스엘보), 경직된 손목 질환을 가진 고객을 돕기 위한 정보를 찾을 수 있다. 제7장은 등과 목의 스트레칭에 초점을 맞추고 있으며, 하부 요통을 앓고 있거나 목이 뻐근하거나 또는 척추후만증을 앓고 있는 고객을 치료하는 데 적합한 스트레칭의 종류에 대한 조언을 다룬다.

4부는 책의 주요 파트로서 스트레칭을 루틴화하여 나타낸다. 여기서는 이전 장의 그림을 수집하여 엎드린 자세, 반듯이 누운 자세 또는 앉은 자세에서 스트레칭을 하는 방법을 소개한다. 이 부분은 여러분이 한 위치에서 다른 위치로 대상자의 자세를 바꾸지 않고도 연습을 하고 스트레칭을 적용하는 데 자신감을 갖도록 도와줄 것이다. 치료사를 위한 '테라피스트를 위한 핸즈 가이드' 시리즈의 다른 책과 마찬가지로, 대부분의 장 끝에 제시한 간단한 질문들은 이 책의 주요 아이디어들을 이해하도록 도와줄 것이다.

모든 사람들을 만족시킬 수 없다는 것을 알고 이 책을 쓰기 시작했다. 그리고 수많은 유형의 고객들에게 모든 자세에 대한 정보를 제공할 수 없다는 것도 안다. 뿐만 아니라 다양한 근골격계 질환들에 대한 정보를 제공하는 것 또한 이 한 권의 책으로는 불가능할 것이라는 것을 알고 있다. 하지만 나는 이 책에 수록한 스트레칭이 많은 독자들에게 유용하게 쓰이길 바란다. 이 스트레칭들은 내가 보틀리 물리치료사와 스포츠 마사지 치료사로 일할 때, 특히 도움이 되었다. 이 스트레칭의 대다수는 퍼스널 트레이너로 일할 때 사용하였다. 이 정보를 동료들과 공유하였으면 한다. 그리고 이 시리즈의 다른 책(『연부조직과 통증유발점 이완법』, 『심부조직 마사지 그리고 자세평가』)에 의견과 제안 사항이 있다면 언제든지 연락하였으면 한다.

감사의 말

나는 휴먼 키네틱스의 담당 편집자인 카롤린 톰슨이 이 책을 검토하고 승인해 준 것에 대해 감사를 표하고 싶다. 또한 지금까지 나와 함께 세 번째 원고 편집을 훌륭히 해낸 아만다 유잉에게도 감사를 전한다.

또한 원고 교열 담당자 패트리샤 맥도날드, 그래픽 디자이너 낸시 라스무스, 그래픽 아티스트 다운 실스에게도 대단히 감사하다. 사진작가 닐 번스타인, 더그 넬슨(테라피스트 모델), 그리고 사진촬영을 위해 포즈를 취해 준 밥 맥리스, 노마 홀렌, 첼시 레이놀즈, 잭 맥클루겐에게 감사하다.

PART I

치료적 스트레칭 시작하기

치료에 스트레칭을 어떻게 포함시켜야 하는지 고민되거나 고객들에게 집에서 할 수 있는 안전한 스트레칭을 제공하고 싶다면, 여기 1부의 두 장에서 당신이 찾고 있는 모든 것을 발견할 것이다.

1장에서는 사람들이 이미 사용하고 있는 스트레칭의 몇 가지 근거, 그리고 치료적 스트레칭을 특별하게 만들어 줄 것들에 대해 설명한다. 이 장에서는 이러한 스트레칭이 제안된 이유와 함께 책의 후반부에서 스트레칭이 필요한 질환(예: 유착성 관절낭염, 발목 염좌, 하부 등의 경직)을 나열한다. 여러분이 예상하는 바와 같이, 근골격계 질환을 가진 고객을 치료할 때 스트레칭을 안전하게 적용하도록 도와주는 몇 가지 지침도 있다.

2장은 스트레칭 프로그램을 계획, 구현 및 검토하는 방법을 결정하는 데 도움이 되는 10가지 단계를 제공한다. 여러분의 고객에게 적용할 수 있는 목표의 종류, 다양한 환경에서 스트레칭을 제공하는 장단점을 제공한다. 그리고 스트레칭 프로그램의 효과를 측정하기 위한 아이디어가 있다. 이 장은 또한 특별한 대상의 집단과 함께 작업할 때 치료적 스트레칭을 사용하는 것에 대한 정보를 포함하고 있다. 선정된 3개 그룹은 고령의 고객, 임산부, 운동선수 들이다.

각 장의 끝에는 간단한 질문 다섯 가지가 있는데, 이 책을 잘 이해하고 있는지 확인하고 싶을 때 유용하다.

1

치료적 스트레칭 소개

이 장에서는 치료적 스트레칭, 사용에 대한 이론적 근거와 고객에게 치료적 스트레칭을 사용하는 것을 고려할 수 있게 한다. 각 질환에 대한 간략한 설명과 함께 이 책의 후반 장에서 스트레칭이 필요한 근골격계 부상과 질환에 대한 개요가 포함되어 있다. 사람들이 스트레칭을 하는 이유에 대한 섹션은 일반적인 근골격계 질환을 가진 고객들의 재활과 치료를 위한 스트레칭 프로토콜의 설계에 관한 토론으로 이어진다. 이 장에서는 또한 이 권고에 포함된 각 근골격계 질환(예: 염좌, 좌상, 경직된 관절)에 대한 스트레칭 권장사항을 이론적 근거와 함께 설명한다. 이 장의 끝에 있는 안전수칙은 스트레칭을 프로그램에 포함시키는 것에 자신감을 갖도록 도와줄 것이다.

치료적 스트레칭이란 무엇인가?

'치료적 스트레칭'이라는 용어는 한 개인의 신체적 또는 정신적 행복을 촉진하려는 의도로 행해지는 스트레칭을 의미한다. 모든 형태의 스트레칭은 '치료적'이라고 이야기할 수 있다. 다만, 차이는 스트레칭을 하거나 도와주는 사람의 의도에 있다. 여기서 우리는 단순히 운동 전이나 운동 후 습관으로서가 아니라 특정한 치료 결과를 가져오기 위한 수단으로서의 스트레칭 사용을 주장한다. 치료적 스트레칭으로 적절한 스트레칭 방법을 확인하고, 필요한 경우 수정하며, 잘 계획하고 실행되게 하고, 그 효과를 관찰한다.

치료적 스트레칭의 필요성

스트레칭의 한 가지 단점은 스트레칭이 권장되는 사람들이 때로는 생각보다 꽤 건강하고 유연하다는 것이다. 운동복을 입고 햄스트링 스트레칭을 하는 누군가의 모습을 생각해 보자. 그 사람은 한쪽 다리로 서서 반대쪽 발끝에 닿도록 손을 뻗고 있는데, 그 발끝은 문기둥이나 공원 벤치에 걸쳐 놓고 있다. 이 자세는 적어도 90도 이상 똑바로 다리를 균형을 유지한 상태에서 몸의 거의 모든 무게를 지지한 채, 다리를 위로 올릴 수 있는 능력을 필요로 한다. 물론 우리가 노인들을 허약하고 신체적으로 무력하다고 보는 것은 피해야 할 태도이지만, 그런 자세가 가능한 것은 소수의 노인들뿐이라고 생각한다. 대부분의 노인들은 하체 근육의 힘을 잃고 관절 경직으로 인해 균형을 잡기 힘든 경우가 많다. 그래서 무릎, 발목 또는 발 부상을 입고 회복단계에 있는 사람도 있을 수 있다. 따라서 이 고객 그룹에는 표준적인 햄스트링 스트레칭이 최선이 아니며, 다른 대안이 필요하다.

어떻게 우리가 치료사로서 노인들과 고객들이 근골격계 질환들을 극복하는 데 스트레칭이 기여할 수 있도록 도울 수 있을까? 정답은 스트레칭을 수정할 수 있는 우리의 능력에 있다. 물리치료사, 스포츠 치료사, 피트니스 전문가는 개개인에 맞춘 운동 프로그램을 설계하는 데 익숙하다. 마찬가지로, 우리는 스트레칭을 식별하고 수정해야 한다. 그래서 이 방법은 노인과 근골격계 질환에서 회복하는 사람들에게 효과적이고 안전한 방식으로 적용될 수 있다. 치료적 스트레칭의 개념을 받아들여야 한다.

왜 스트레칭을 연습해야 하는가?

아이스(크라이오테라피), 고정, 인지행동요법(CBT), 림프드레나지, 밸런스 트레이닝 등을 무작위로 이용하지 않는다. 치료사들은 이러한 것들을 모든 적용과 마찬가지로 특정한 치료 결과를 가져오는 데 도움이 될 것이라고 믿으며 선택한다. 스트레칭은 휴식, 운동, 마사지, 초음파처럼 치료의 한 도구이다. 치료에 스트레칭을 포함시킬지는 여러분의 목표에 달려 있다. 여러분의 목표 중 스트레칭이 적합한 것은 어떤 것인지에 관한 자세한 내용은 25쪽과 36쪽을 참조하라.

이 책에서 다룬 근골격 상태 개요

치료적 스트레칭은 마사지 치료사만을 위한 것이 아니라 가장 기본적인 것이다. 독자의 상당수는 일반적 그룹의 사람들에게 마사지를 제공할 가능성이 높고, 일부는 (병원이 아닌) 개인 직장에서 일하며, 일부는 운동선수나 노인 같은 특정 고객 그룹을 치료하는 것을 선호할 것이다. 많은 사람들이 근육, 힘줄, 인대 및 관련 연부조직(피부, 연결 조직, 때로는 신경과 혈관 구조)에 부정적인 변화를 일으키는 질환에 영향을 받고 있으며, 조만간 대부분의 마사지 치료사들은 이러한 질환들 중 발목 염좌, 경직된 햄스트링 또는 경직된 목의 재활을 원하는 고객을 치료하고 있는 자신을 발견할 것이다. 책에서 다루는 질환들(그리고 다음 장에서 적절한 스트레칭을 찾을 수 있는 페이지)은 그것들이 발생되는 범주(긴장, 염좌, 경직된 관절)에 따라 분류되었다.

다음의 근골격 질환을 참고하여 적절한 스트레칭을 찾거나, 하지(5장), 상지(6장), 몸통(7장)에 영향을 미치는 질환에 대해서는 해당 장을 직접 참고한다.

근골격 질환

염좌

발목 염좌, 70쪽
손목 염좌, 122쪽

좌상

종아리 근육 좌상, 79쪽
햄스트링 근육 좌상, 85쪽
서혜부 좌상, 91쪽
회전근개 좌상, 113쪽
허리 근육 좌상, 142쪽

경련

종아리 경련, 82쪽
햄스트링 경련, 89쪽
사경, 132쪽

경직된 근육

경직된 종아리 근육, 81쪽
경진된 햄스트링, 86쪽
경직된 내전근, 92쪽
경직된 대퇴사두근, 94쪽
경직된 고관절 굴곡근, 96쪽
유착성 관절낭염, 105쪽
경직된 목 근육, 137쪽
경직된 가슴 근육, 138쪽

경직된 관절

경직된 발목, 75쪽
경직된 어깨, 108쪽
경직된 팔꿈치, 120쪽
경직된 손목과 손가락, 123쪽
경직된 목, 133쪽
경직된 흉추, 138쪽
경직된 요추, 148쪽

건 문제

아킬레스건 병증, 72쪽
극상근 건염, 115쪽
외측 상과염, 118쪽
내측 상과염, 119쪽

근막 구조

족저 근막염, 78쪽
장경인대마찰 증후군(러너스 리), 98쪽

신경 압박

이상근증후군, 99쪽
손목터널증후군, 125쪽

수술 후

무릎 수술 후, 84쪽
유방절제술 후, 117쪽

기타 병리학적 상황

발목 골절, 74쪽
정강이 통증증후군, 80쪽
무릎 골관절염, 82쪽
지연성 근육 통증(DOMS), 101쪽
유착성 관절낭염(동결견), 105쪽
상완골의 단축된 내회전 근육들, 111쪽
채찍질 손상, 130쪽
척추후만증, 138쪽
추간판 탈출증, 151쪽

29쪽의 표 1.1에 제시된 스트레칭 권장사항의 근거를 이해하기 위해 각 조건을 신속하게 검토할 필요가 있다.

염좌

염좌는 일반적으로 두 개 이상의 뼈를 함께 지탱하는 인대가 찢어지는 것과 관련된 급성 부상이다. 혈관, 신경, 결합조직에 손상을 동반하며 조직 손상 정도에 따라 등급이 매겨진다. 매우 일반적으로 I등급은 인대가 찢진 가벼운 손상을 나타내며, II등급의 염좌는 가볍거나(섬유 찢김 50% 미만) 또는 심할(섬유 찢김 50% 이상) 수 있다. III등급은 인대가 완전히 파열된 심각한 손상을 나타낸다. 손상이 심할수록 출혈과 부기, 통증이 심해진다. 심한 경직 후 관절의 안정성은 떨어지지만(운동 범위가 높아짐), 급성기에는 부기 때문에 운동 범위가 줄어든다. 심한 경련은 인대가 인대의 부착점, 즉 뼈에서 강제로 떼어 내는 견열 골절과 같은 뼈에 부상을 입힐 수 있다. 치유는 보통 3~6주가 걸리며, 심한 경우 부상 부위가 최대 3주 동안 움직이기 어렵게 되어 흉터 조직 형성과 활액의로 인해 운동 범위가 줄어들고 관련 관절의 경직성이 저하될 수 있다. 통증이 가라앉을 때 부상은 아급성으로 분류된다.

좌상

좌상은 근육 섬유, 근육 힘줄 또는 둘 다 찢어지는 것과 관련된 급성 부상이다. 염좌처럼 이것 역시 혈관, 신경, 결합조직의 손상을 수반할 수 있다. 근육은 인대보다 혈관이 많기 때문에 보통 염좌보다 출혈이 더 많다. 염좌와 마찬가지로 좌상의 등급은 각각 섬유 손상 정도에 해당하는 온화, 중간, 중증 등 다양하다. 완전히 파열된 경우, 근육은 더 이상 뼈를 당기거나 신체 부위를 움직일 수 있는 힘을 발휘할 수 없기 때문에 기능이 손상된다. 손상이 심할수록 출혈과 부기, 통증이 심해진다. 치유는 3주에서 5주가 걸릴 수 있지만 심한 변종의 경우에는 훨씬 더 길어질 수 있다. 좌상과 마찬가지로 통증이 가라앉을 때 부상은 아급성으로 분류된다.

좌상과 염좌, 둘 다와 관련하여 유의해야 할 중요한 점은 대개 통증이 완치되기 훨씬 전에 가라앉는다는 것이다. 고객은 보통 통증 정도에 따라 신체 부위를 사용할지 여부를 결정하는데 이때 몸을 쓴다면 재상해의 잠재력이 높아진다. 치료적 스트레칭 동안, 일반적으로 고객들은 활동을 멈추기 위한 경고 표시로 통증을 이용하여 통증이 없는 범위 내에 있는 운동이나 스트레칭을 수행하는 것이 권장된다. 이것은 재부상의 가능성을 감소시킨다.

경련

경련은 일시적이지만 매우 고통스러울 수 있는 근육의 갑작스럽고 비자발적인 수축이다. 원인은 알려지지 않았으며, 경련은 말초 혈관 질환과 연관되어 있고, 물과 전해질 장애로 촉발될 수 있다. 이것은 또한 고혈압을 가진 고객이나 특정 약물을 복용하는 고객들한테서도 발생하는 것으로 보고된다. 흔히 경련이 발생하는 근육은 발, 종아리, 그리고 햄스트링이다. 이것은 밤 또는 운동 후 그리고 신체적인 활동 중에 발생할 수 있다. 때때로 근육은 단축된 자세를 잡을 때 경련을 일으키기도 한다(길항근 스트레칭을 할 때 유의해야 할 중요한 지점). 비록 그들이 여기에 열거된 다른 근골격계 질환들보다 덜 심각한 결과를 가져오지만, 경련은 특히 밤에 발생하여 수면을 방해하거나 스포츠 성능을 저하시킨다.

경직된 근육

근육 톤의 증가 상태를 말하며, 일반적으로 고객이 경직된 느낌이나 치료사에게 더 뻣뻣하게 느껴진다고 파악되는 근육을 가리킨다. 따라서 근육의 긴장(즉, 톤의 증가)은 객관적으로(고객에 의해) 그리고 주관적으로(치료사에 의해) 측정할 수 있다. 표준 근육 길이 테스트를 사용하여 측정할 때 경직된 근육은 표준 근육 길이보다 짧을 수 있다. 그러나 어떤 경우에는 고객은 치료사가 평가했을 때 정상 또는 정상 길이보다 더 긴 근육(햄스트링 등)의 팽팽한 느낌을 보고할 수 있다. 따라서 근육 길이 테스트는 유용하지만 고객들이 '긴장된' 근육이라고 부르는 것을 평가하는 데 사용할 때는 제한적이다. 치료적 스트레칭에서, 이 용어는 대부분의 고객들이 '긴장성 종아리 근육'을 가지고 있다고 말할 때, 예를 들어 이것이 특정 근육과 관련된 관절이나 관절의 운동 범위의 감소 또는 치료사가 지각한 경직의 증가로 측정 가능한지 여부를 말할 때, 주관적인 긴장감을 파악하는 데 사용된다.

경직된 관절

고객이 뻣뻣하다고 느끼거나 테스트 시 정상가동범위(ROM)보다 낮은 것으로 보이는 관절이다. 관절은 다양한 이유로 경직될 수 있다. 경직은 관절의 직접 고정(예: 버팀대나 깁스), 부상(발목이 심하게 삐는 등) 또는 관련 사지의 일부 다른 부분의 고정(예: 팔꿈치 부상 후 전체 팔이 슬링에 고정되고 어깨 관절도 경직되는 경우)으로 인해 발생할 수 있다. 때때로 고객들은 중재적 시술이 거의 없거나 기능이 복구되었지만 동작 범위에 제한이 남아 있는 이전의 부상에서 기인하는 경직성에 불만을 가진다. 예를 들어 중재적 시술이 없으면 관절은 수술 후에 일시적으로 굳는다. 이것은 관절과 주변 조직 내에서 염증이 발생하거나 과도한 양의 흉터 조직이 형성되는 데 따른 결과일 수 있다. 접착성 캡슐염의 경우 어깨 관절이 알 수 없는 원인으로 인해 경직된다.

모든 경직된 관절에 스트레칭이 답이 되는 것은 아니다. 예를 들어 멸균성 척추염에서 관절은 시간이 지남에 따라 서로 융합되며, 관절은 기계적으로 융합되어 있고, 그 범위를 개선할 수 없다. 따라서 그것들을 스트레칭하는 것은 반드시 적절한 치료법이 될 수 없을 것이다(수술은 제외). 류머티스 관절염을 앓고 있는 고객들은 관절, 특히 손가락과 발가락의 작은 관절에서 통증, 부종 및 경직을 경험한다. 스트레칭은 염증을 악화시킬 수 있는 기간에는 (마사지도 마찬가지로) 삼가야 한다.

건 문제

힘줄의 남용으로 인한 고통스러운 상태는 건염이라고 알려진 질환에 포함된다. 대부분의 마사지 치료사들은 그것이 염증을 의미한다는 것을 알고 있다. 힘줄의 염증성(조직의 조직학적 샘플링으로 확인됨)은 건염(또는 힘줄염)으로 알려져 있다. 외측 및 내측 상과염과 같은 질환은 처음에는 이 범주에 속하는 것으로 생각되었으나 현재는 건염으로 더 잘 묘사되고 있다. 건염은 과도한 사용으로 인해 발생되는 힘줄 질환으로 심한 통증을 동반한다. 그러나 현미경 검사에서 건은 예상보다 염증 지표가 적은 것으로 나타나 치유 과정이 중단되었음을 보여 준다. 따라서 내측과 외측 상과염은 염증을 나타내는 특정한 세포적 특성이 없기 때문에 진정한 건염은 아니다.

염좌나 좌상과 마찬가지로 건의 문제와 관련된 통증은 대개 건의 손상이 해결되고 조직이 완전히 회복되기 훨씬 전에 가라앉는다. 따라서 아직 건에 영향을 미치는 상태에서 회복하는 사람들은 너무 빨리 신체 활동으로 복귀할 경우 재부상의 위험이 있다.

근막 구조

근막의 변성으로 인한 결과로 여겨지는 일반적 질환 두 가지는 족저근막염과 장경인대증후군이다. 일반적으로 근막 이완 기법으로 알려진, 특히 근막의 변화를 목표로 하는 치료에 대한 관심이 증가하고 있다. 근막 이완은 연부조직의 부드럽고 지속적인 견인력을 수반하며 따라서 특정한 치료 결과를 가져오는 스트레칭의 요소를 구현하기 때문에 치료적 스트레칭의 범주에 속한다고 말할 수 있다.

신경 압박

이 책은 신경구조의 긴장을 완화하기 위해 특별히 고안된 스트레칭의 종류를 다루지는 않는다(때로는 신경장력 테스트에서 변형된 경우도 있음). 하지만 이상근증후군과 손목터널증후군, 즉 신경의 압박과 관련된 두 가지 질환을 포함하고 있다. 이에 대한 설명은 각각 5장과 6장에서 찾을 수 있다.

수술 후

일반적으로 많은 수술 절차가 있다. 여기에 포함된 스트레칭(유방절제술 및 무릎 수술 후 환자와 함께 사용한다.)은 상지질환과 하지질환에 어떻게 스트레칭을 사용할 수 있는지를 보여 주기 위해 선택되었다. 스트레스와 움직임은 콜라겐을 자극하여 콜라겐 섬유의 기능적 정렬을 형성하게 하고 수술 후 흉터 제거(이 흉터가 보이든 안 보이든)를 돕는 것으로 여겨진다. 그러나 콜라겐이 안정화되어야 하기 때문에 재활 과정에서 너무 일찍 스트레칭을 하지 않는 것이 중요하다. 너무 빨리 스트레칭하면 접합 조직이 뜯겨질 위험이 있다. 이것은 혈관을 손상시키고 출혈과 통증을 가중시킬 수 있다. 통증은 근육 경련을 일으킬 수 있다. 그 결과 이것은 차례로 염증을 증가시키고 재활의 장기화를 초래한다.

기타 질환

정강이통, 무릎과 지연성 근육통의 골관절염(5장), 유착성 관절낭염(6장), 그리고 교통사고 후 유증과 척추후만 자세(7장)이다. 각각에 대한 정보는 각각의 장에서 찾을 수 있다.

사람들은 왜 스트레칭을 할까?

앞서 설명한 질환을 치료하기 위한 스트레칭에 대한 이론적 근거를 살피기 전에, 사람들이 왜 스트레칭을 하는지 물어보는 것이 유용할 것이다. 그 해답은 치료 목적의 기초를 제공할 수 있다.

스트레칭을 하는 이유로는 다음과 같은 것이 있다.

- 정상적인 근육 기능 유지에 도움을 받기 위해
- 근육 장력으로 인한 통증 완화에 도움을 받기 위해
- 근육의 경련을 극복하기 위해
- 관절의 운동 범위 유지 또는 개선을 위해
- 근육 치유를 촉진하기 위해
- 자세 불균형을 개선하기 위해
- 흉터 조직의 악화를 최소화하기 위해
- 휴식을 돕고, 동기를 유지 또는 개선하거나 행복감을 자극하는 등의 심리적 요인에 영향을 미치기 위해

이것들 중 일부를 차례대로 생각해 보자. 대부분의 포유류는 일정 기간 동안 움직이지 않으면 스트레칭을 한다. 예를 들어 고양이와 개는 사람과 마찬가지로 수면 후에 기지개를 켠다. 만약 스트레칭할 수 없는 정적인 자세를 유지해야 한다면, 긴장이 증가함에 따라 근육의 통증이 곧 발생하여 정상적인 근육의 기능을 손상시킨다는 것을 알게 될 것이다. 아마도 대다수의

사람들은 오랜 시간 운전, 기차 여행 또는 비행기 여행을 한 후에, 또는 부상이나 질병으로 인해 침대에 누워 생활한 경험이 있을 것이다. 많은 사람들은 종아리 근육의 경련을 없애기 위해 밤에 수면 중에 일어나야만 했다고 주장한다. 근육들이 아프거나 경련이 일어나기 시작할 때 본능적으로 스트레칭을 해야 한다고 느낀다. 따라서 스트레칭은 단순히 근육 긴장 완화의 수단으로 사용되는 경우가 많으며, 일부 전문가들은 이것이 통증유발점의 형성을 막는 데 도움이 된다고 믿는다. 우리들 대부분이 매일 불규칙적으로 하는 스트레칭이 정상적인 근육 기능을 유지하는 데 도움이 될까?

스트레칭은 다양한 환경에서 치료적으로 사용된다. 예를 들어 관절에서 움직임의 범위를 유지하거나 개선하기 위해 물리치료사들이 병원에서 사용하는데, 깁스 고정단계를 마친 후 시행하는 것이 특히 중요하다. 또는 근육 경련과 수축의 현상을 막기 위해 사용될 수도 있다. 수술 후 재활 프로토콜의 일부로 콜라겐 섬유 재조정을 도와 유착된 조직으로 인한 흉터의 형성을 감소시킬 수 있다. 또한 전통적으로 팀 워밍업이나 쿨 다운의 일부로 선수들이 사용하며, 유사한 방식으로 사용하는 운동 수업에 포함되어 있다. 스포츠 및 교정 치료사들은 자세의 불균형을 바로잡기 위해 스트레칭을 사용한다. 운동은 약한 근육을 단축 또는 강화하는 데 사용되며, 스트레칭은 짧아진 근육을 늘이는 데 사용된다.

고려해야 할 심리적 요인도 있다. 많은 사람들이 스트레칭을 할 때 행복감을 경험하고, 이것이 요가 수업의 인기도를 설명해 줄지도 모른다. 스트레칭이 부상의 가능성을 줄여 준다고 믿으면서 많은 사람들이 심리적인 준비의 일환으로 운동 전에 스트레칭을 하기도 한다. 스트레칭은 때때로 이완 방법의 일부로서 또는 불안의 수준을 감소시키기 위해 사용된다. 스스로 하는 스트레칭은 환자의 신체 건강 유지에 일정한 역할을 한다. 따라서 환자 자신의 재활에 어느 정도 통제력을 가짐으로써 환자에게 힘을 실어 주고, 따라서 치료 프로그램에 그것을 포함할 필요가 있을 수도 있다. 때때로, 신체적으로 활동적인 사람들은 그들이 훈련을 할 수 없을 정도로 부상을 입어서 이전에 익숙하게 시행했던 스트레칭 방법에 방해를 받는다. 그러한 고객들에게 일상적인 신체활동의 부족은 부정적인 감정을 야기할 수 있다. 따라서 재활의 초기 단계에서 가벼운 스트레칭이 적극적으로 수행되도록 함으로써 그러한 고객들에게 회복에 대한 동기부여와 참여 욕구를 고취시켜 줄 수 있다.

스트레칭은 이미 널리 사용되고 있다. 만약 우리가 치료적인 환경에서 스트레칭을 사용한다면, 우리는 우리의 목적과 목표를 더 명확히 할 필요가 있다. 사람들이 왜 스트레칭을 하는지에 대한 질문의 답을 다시 읽어라. 이 중 어느 것이라도 고객의 적절한 치료 목표로 사용될 수 있는가? 치료 목적과 일치하는 목표에 대한 자세한 내용은 2장의 37쪽을 참고하라.

스트레칭 프로토콜 설계의 과제

5~7장에서 일반적인 근골격계 질환에서 회복하는 고객을 치료할 때 사용하기에 안전한 스트레칭을 발견할 것이다. 이 자료를 종합할 때 해결해야 할 과제 중 하나는 치료적 스트레칭을 사용할 수 있는 일치된 프로토콜이 없다는 것이다. 염좌나 좌상 같은 질환들은 알아볼 수 있고 측정 가능한 재활 단계를 따르지만, 우리는 각각의 사람에게 최상의 회복 결과를 가져오기 위해 스트레칭을 어떻게 사용해야 하는지 알지 못한다. 대체 프로토콜의 부족은 부분적으로 수기 치료법의 적용과 관련된 많은 변수들을 연구하는 데 내재된 문제들 때문이다. 또한 사람들이 부상과 질병으로부터 육체적으로 그리고 정서적으로 회복하는 방법이 다양할 뿐만 아니라 부상을 지속하기 전에 그들의 건강 상태가 저마다 다르기 때문에 대체 프로토콜을 만드는 데 어려움을 겪는다. 따라서 스트레칭 적용이 유리하다거나 불리하다 말할 수 있지만, 사용해야 하는 특정 프로토콜에 대한 많은 질문들에 답을 내릴 수는 없다.

예를 들어 이 책에 열거된 각각의 질환에 대해 특정 스트레칭을 얼마나 오랫동안 해야 하는지, 어떤 스트레칭이 가장 좋은지(능동적 또는 수동적 스트레칭), 또는 스트레칭을 언제 사용하는 것이 좋을지(낮이나 밤 시간)에 대해 확실히 알지 못한다. 또한 스트레칭 자세를 유지해야 하는 최소 시간이 있는지(30초 동안 정적 스트레칭을 유지하는 것이 연부조직의 길이를 되돌리는 데 필요한 최소 시간일 수 있음) 또는 스트레칭을 얼마나 자주 수행해야 하는지도 모른다(한 주에 한 번인지, 하루에 한 번인지, 한 시간에 한 번인지). 또한 우리는 한 개인의 심리적 행복이 스트레칭 프로그램에 참여하는 결과에 어느 정도 영향을 미치는지 알지 못하지만, 단지 그 사람이 빨리 회복할 의욕이 있고, 스트레칭이 유용한 재활 도구라는 믿음이 있다면, 그 사람은 스트레칭 프로그램을 지속할 가능성이 더 높다고 판단할 것이다.

최상의 결과를 얻기 위해 스트레칭을 언제 해야 하는지는 명확하지 않다. 스트레칭이 휴식 프로그램의 일환으로 사용되고 있다면, 잠자리에 들기 전 하루의 마지막에 스트레칭이 가장 잘 수행될 것이다. 예를 들어 관절에서 운동 범위를 증가시키기 위해 재활 프로그램의 일부로 사용하는 경우, 하루에 한 번만 스트레칭을 수행하는 것이 바람직할 수 있다. 스트레칭을 얼마나 자주 해야 할지, 얼마나 오래 해야 하는지는 분명하지 않다. 하지만 특히 근골격계 부상 후 고객에게 스트레칭을 시행할 때 지속적 수행 가능성을 높이는 데 도움이 되는 것은 거의 없고 단지 하면 좋은 것으로만 보인다. 움직임의 범위를 개선하거나 경직된 관절이나 팽팽한 근육을 치료할 때 길고 지속적인 스트레칭은 짧고 간헐적으로 하는 스트레칭보다 더 유익할 수 있다. 그러나 이것은 더 긴 시간을 필요로 하며 지속적 수행 가능성을 감소시킬 수 있다.

치료적 스트레칭을 위한 뚜렷한 프로토콜이 부족하기 때문에 우리의 치료법을 기록하고 긍정적인 (또는 부정적인) 결과를 기록하는 것이 매우 중요하다. 이러한 방식을 통해 우리는 추후 정보를 기반으로 한 스트레칭에 대해 결정을 내리는 데 충분한 정보를 축적할 수 있다. 현재로서는 부상 후 일반적인 생리학적 재활 과정에 대한 이해에 의존하고 스트레칭이 어떻게 적용되는지에 대해 충분히 논리적으로 판단할 필요가 있다.

근골격계 부상 이후 스트레칭의 근거

이제 5~7장에서 다루는 근골격계 질환과 각각의 질환에 적합한 스트레칭에 대한 권고를 살펴보자. 이 정보는 표 1.1에 제시되어 있다. 각 권장사항에 대한 근거는 표의 오른쪽 열에서 찾을 수 있다. 이를 활용하여 부상 후 고객에게 적절한 스트레칭을 선택하라. 알다시피, 고객들은 각각이 다르며, 한 고객에게 적합한 스트레칭이 다른 고객에게 적합하지 않을 수도 있다. 항상 스트레칭을 개별 고객에 맞게 수정하는 방법을 고려하고, 의심스러운 경우 조직에 최소한의 장력을 가하는 스트레칭을 선택하라.

스트레칭의 생리학, 유연성의 한계를 더 잘 이해하고자 하는 독자들에게는 Michael J. Alter의 『유연성의 과학(The Science of Flexibility)』(Human Kinetics, 2004)을 적극 추천한다.

일반적 안전수칙

이전 절에서 설명한 권고사항 외에 스트레칭 프로그램을 시행할 때는 이러한 일반적인 안전수칙을 준수하는 것이 현명하다.

- 자신이 근무하는 진료소, 병원 또는 실습의 프로토콜을 따른다.
- 자신의 일을 관리하는 기관이 정한 지침을 준수하라.
- 지침이나 프로토콜이 없는 경우 전문적 판단력과 임상 경험을 활용하라. 안전하게 행하고 있는지 자신에게 물어보라. "고객에 대해 알고 있는 것과 이 특정한 근골격계 상태를 아는 것은 스트레칭이 유리하거나 불리한가? 내가 사용하고자 하는 스트레칭 처치가 내가 원하는 긍정적인 결과에 기여할 수 있을 것 같은가?" 대답이 긍정적이면 계속 진행해도 좋다. 그렇지 않으면 스트레칭에 대한 대체 치료법을 선택하라.
- 표 1.1의 스트레칭 권장사항을 돌아본다. 이 표는 하지, 상지 및 몸통에 영향을 미치는 질환에 대한 스트레칭의 근거를 제공한다. 이 근거에 동의하는 경우에만 스트레칭을 적용한다.
- 각 고객과 함께 스트레칭에 대한 제약이 있는지 항상 확인하라(제약 목록은 22쪽 참조).
- 고객이 치료에 동의하는지 확인한다.
- 스트레칭이 통증을 유발할 경우 즉시 중단한다. 대부분의 고객들은 연부조직의 스트레칭을 통해 경험하는 느낌과 고통의 차이를 이해하고 구별할 수 있다. 능동적이든 수동적이든 스트레칭은 약간 불편해야 하지만 결코 고통스러워서는 안 된다. 피드백을 하라. 고객의 상태를 살펴보고 고통을 유발하는 스트레칭을 중지하라. 이런 점에서 고객을 교육하고, 통증 없이는 얻는 것도 없다는 속담의 오해를 막을 수 있게 돕는 것은 치

표 1.1 스트레칭 권장 사항 및 근거

흔한 근골격의 질환	일반적 스트레칭 추천 사항	근거
염좌 및 좌상: 급성	모든 형태의 스트레칭은 치유의 초기 단계(아주 가벼운 염좌에도 불구하고)에 억제된다.	조직은 취약한 상태이다. 어떤 형태의 스트레칭도 잠재적으로 조직을 다시 손상시키고 치유 과정을 지연시킬 수 있다.
염좌 및 좌상: 아급성	조심히, 쉽고 활동적인 스트레칭 프로그램을 시작하라.	이것은 좋지 않은 섬유 유착이 덜 발생하는 방식으로 콜라겐 섬유의 재조정에 도움이 될 수 있다.
	수동적인 스트레칭은 제한한다.	아급성 상태에서 고객이 겪는 고통은 가변적일 수 있고 치료사가 쉽게 판단할 수 없다. 수동적인 스트레칭을 사용하면 조직이 우연히 다시 손상될 수 있는 지점으로 갈 수 있으며, 고객이 스스로 스트레칭을 할 때 발생할 가능성이 적다. 고객은 언제 그들의 통증유발점에 접근하는지 더 잘 판단할 수 있으며, 이때 스트레칭을 중단해야 한다.
	가능한 경우 부상당한 관절이나 사지를 들어 올린다.	상승은 정맥과 림프 배수를 지원하며, 더불어 스트레칭을 저해할 수 있는 부기를 감소시킨다.
	고객은 해당 관절이나 사지에 중량을 싣는 것을 피해야 한다.	이것은 관절의 안정성을 유지할 수 있을 만큼 강하지 않은 조직과 고유수용기 감각과 균형이 손상될 수 있는 재활의 초기 단계에서 재부상할 가능성을 감소시킨다.
	손상된 관절의 강하지 않은 능동적 움직임 시행	이것은 주변 조직의 스트레칭을 촉진하고, 특히 종아리 근육의 정맥과 림프 배수를 돕는 발과 발목의 부상 감소를 촉진한다.
	가동범위를 유지하되 고객의 통증 없는 범위 내에서만 유지한다.	고통은 고객이 재부상을 일으키고 있다는 것을 나타낸다. 통증이 없는 범위 내에서 스트레칭을 하면 다시 부상당할 가능성이 줄어든다.
	가장 수행하기 쉬운 관절 동작은 우선 시행해야 한다.	이렇게 되면 지속적 시행의 가능성이 높아지며(어려워하는 운동을 하는 것을 좋아하는 사람은 없다) 어려운 스트레칭을 하는 경우보다 더 큰 진전을 가져올 가능성이 있다.
근육 경련	활발한 스트레칭은 근경련을 극복하는 데 가장 유용하다.	길항근의 수축은 경련을 일으키는 근육의 억제를 유발하여 완화시킨다. 수동적인 스트레칭보다 더 빨리 경련을 일으킨다(경련이 있는 근육의 수축을 억제하지 않는다). 또한, 경련은 예기치 않게 발생하며, 치료사가 수동적인 스트레칭을 할 수 없을 때 야간이나 강한 육체적 활동 후에 종종 발생한다.

흔한 근골격의 질환	일반적 스트레칭 추천 사항	근거
근육 경련	수동적인 스트레칭은 때때로 도움이 된다.	경련은 마사지와 같은 치료 중에 환자에게 발생할 수 있으며, 강한 육체적인 노력 후에 흔히 경험할 수 있다. 경련을 일으키는 근육을 수동적으로 스트레칭하면 단기(즉, 스트레칭 중) 통증이 증가하여 운동 경기 전후 또는 고객이 근육을 스트레칭할 수 없을 때 유용하다.
경직된 근육: 경미한 상태	능동적인 스트레칭과 수동적인 스트레칭 모두 유용하다.	매일 사용되거나 능동적이거나 수동적인 스트레칭은 일부 고객에게는 경직이 악화되는 것을 예방하는 역할을 할 수 있다.
경직된 근육: 만성인 상태	능동적 스트레칭과 수동적 스트레칭은 모두 각자 다른 이유로 유용할 수 있다.	능동적 스트레칭으로 고객은 스트레칭을 용이하게 하기 위해 자신의 체중을 이용할 수 있으며, 특히 근육이 만성적으로 경직되었을 때 유용하다. 반대로, 위치의 유지에 집중하여 스트레칭하는 노력은 일부 사람들의 근육 톤을 증가시킬 수 있고, 만성적인 경직성을 극복하기 어렵게 할 수 있다. 수동적 스트레칭은 고객이 능동적 스트레칭을 수행할 때보다 더욱 긴장을 풀 수 있으므로 스트레칭이 개선될 수 있다. 이론적으로, 만성적으로 경직된 근육은 매일 늘려야 하고, 그래서 능동적 스트레칭은 스트레칭 파트너를 필요로 하지 않기 때문에 더 실용적일 수 있다.
경직된 관절: 경미한 상태	능동적인 스트레칭과 수동적인 스트레칭은 관절에서의 경미한 경직을 막는 데 유용하다.	선택한 스트레칭은 치료사가 수행이 가능한지 여부와 고객이 스스로 능동적인 스트레칭을 할 수 있는지에 달려 있다. 때로는 환자가 정상적인 일상 활동을 재개하거나 해당 관절의 운동 범위를 증가시키는 직업을 가질 때 경직된 관절은 덜 경직된다. 고객은 경직된 관절 주위에 연부조직을 스트레칭할 수 있도록 체중을 사용할 수 있으며, 동적인 스트레칭은 고객과의 스트레칭에 대한 책임을 지는데, 이는 재활적인 환경에서 바람직할 수 있다.
경직된 관절: 만성	수동적인 스트레칭은 하지의 관절 치료에 더 나을 수 있다.	고객이 일정 기간 동안 팔다리에 무게 부하를 두지 않았고 균형 감각을 잃었을 경우, 선 상태의 스트레칭은 안전하지 않을 수 있다. 수동적 스트레칭은 고객이 스트레칭을 하는 데 필요한 위치를 잡을 수 없을 때 유용하다.
건염: 급성	모든 형태의 스트레칭은 급성기에 억제된다.	스트레칭은 상태를 악화시킬 수 있다.

흔한 근골격의 질환	일반적 스트레칭 추천 사항	근거
건염: 만성	스트레칭 프로토콜은 다양하지만 검증되지는 않았다.	• 스트레칭은 조직의 탄력성을 회복하고 근골격계 접합부의 긴장을 줄이는 데 도움이 될 수 있다. 스트레칭은 또한 관련 관절에서 정상적인 운동 범위를 유지하는 데 도움이 될 것이다. • 많은 치료사들은 예를 들어, 아킬레스 건병증의 경우, 하중을 받는 동안(즉, 스텝에 따라 활동적인 스트레칭) 배측 굴곡이 증가하면 콜라겐 복구가 다시 활성화되기 때문에 유익하다고 믿는다. • 힘줄 그 자체는 복구를 촉진하는 데 유용할 수 있지만 실제로는 적용하기가 어려울 수 있다. 능동적인 스트레칭은 힘줄에 상당한 부담을 주는데, 일부 치료사들은 이러한 질환으로부터의 회복에 도움이 될 수 있다고 믿고 있다.
수술 후	스트레칭을 시행하기 전에 의학적인 승인을 받아야 하며, 환자와 치료사 모두 수술 후, 주어진 조언을 고수할 필요가 있다.	수술 직후 스트레칭을 하는 것은 치유를 위해 필요한 반흔 조직의 자연적 형성에 해로울 가능성이 높다. 다른 외과의와 병원들은 다른 치료법을 가지고 있을 것이다.
급성-수술 후	모든 형태의 스트레칭은 치료의 초기 단계에서 억제된다.	스트레칭은 재활 과정의 중요한 부분이지만, 너무 빨리 시작하면 잠재적으로 조직을 다시 손상시키고 치료 과정을 지연시킬 수 있다.
아급성-수술 후	조심히, 어렵지 않은 스트레칭 프로그램을 빨리 시작하는 것이 중요하다.	수술 후 연부조직의 수축이 있을 가능성이 높다. 종종 연부조직이 굳어질 수 있는 불가동의 기간이 있다. 조기 스트레칭은 나중에 섬유 유착 가능성이 낮다는 것을 의미하는 방식으로 콜라겐 섬유의 재조정에 도움이 될 수 있다. 섬유 유착은 정상적인 기능을 손상시킨다.
	가능한 경우, 수술을 받은 신체 부위일 경우, 상지 또는 하지를 상승시킨다.	거상은 정맥 및 림프 배수를 도우며, 그렇지 않으면 스트레칭을 저해할 수 있는 부기를 감소시키는 데 도움이 된다.
	스트레칭은 능동적이든 수동적이든 항상 고객의 통증 없는 범위 안에 있어야 한다.	통증은 재부상을 발생시킬 수 있다.

흔한 근골격의 질환	일반적 스트레칭 추천 사항	근거
아급성-수술 후	대상 신체 부위를 부드럽게 움직이도록 권장한다.	이것은 주변 조직의 스트레칭을 용이하게 하고, 특히 종아리 근육이 정맥과 림프 배수를 도와 발과 발목의 부상이 줄어들게 한다.
	능동적인 스트레칭을 수행할 때, 고객은 상하지의 무게 부하를 피해야 한다.	이는 고유수용기 감각과 균형이 손상되어 관절의 안정성을 유지할 수 없을 정도로 조직이 손상될 수 있는 재활 초기에 연부조직 손상의 가능성을 감소시킨다.

료사의 의무이다.

- 스트레칭의 가정관리 프로그램을 따르는 고객들이 안전하게 하고 있는지, 그리고 고객들의 바뀌는 상황에 따라 스트레칭이 계속 안전하게 시행되는지 확인하라. 예를 들어 병원에서 좀 더 독립적인 생활로 옮겨 가는 환자는 더 이상 그의 스트레칭 프로그램을 감독할 사람이 없을 수도 있다. 또 어떤 사람은 안전한 생활환경에서 그렇지 않은 생활환경으로 이동할 수 있다(예: '카펫이 달린 집에서' 광택이 나는 바닥이 있는 집으로, 계단 양쪽에 난간이 있는 집에서 '한 개의 난간만 있는 곳'으로 이동).
- 새로 또는 변경된 제약이 없는지 확인한다. 한 질환에서 재활하는 고객은 종종 또 다른 부상을 입는다. 예를 들어 고객이 발목 재활 과정 중에 불균형 때문에 넘어져서 발목을 삐면서 추가로 손목이나 등을 다치게 된다. 고객들을 수시로 체크하는 것은 그들의 프로그램에서 스트레칭을 수정하거나 보완해야 하기 때문에 중요하다.
- 스트레칭을 치료의 수단으로 사용할지의 여부가 의심될 경우 고객의 의료진과 상담한다. 구체적인 승인 및 지침을 받아라.

마지막으로 스트레칭 그 자체가 일반적으로 안전하다는 것을 기억하는 것이 좋다. 만약 이 책에 나와 있는 가이드라인과 제안된 스트레칭을 따른다면, 여기에 포함된 질환에 대해 치료하고 있는 어떤 고객에게도 상해를 입힐 가능성은 극히 낮다. 최악의 경우 스트레칭 전략은 효과가 없을 수 있다. 최선의 경우 치료 목표를 달성하고 개인의 재활에 긍정적인 기여를 할 수 있다.

맺음말

이 서론에서는 치료적 스트레칭의 개념, 부상 후 유용한 스트레칭 프로토콜을 설계하는 방법, 그리고 이 책에 소개된 스트레칭의 방법에 대한 근거를 제시하였다. 2장에서 고객들과 스트레칭 프로그램을 계획하는 데 필요한 모든 것을 제공할 것이다.

간단한 질문

1. 치료적 스트레칭을 정의하라.
2. 치료적 스트레칭 외에 가능한 치료 개입 5가지를 열거하라.
3. 염좌와 좌상의 차이점을 기술하라.
4. 사람들이 스트레칭하는 이유 세 가지를 열거하라.
5. 일반적인 스트레칭 지침에서 가장 중요한 세 가지는 무엇인가?

2

스트레칭 준비

1장에서는 치료적 스트레칭이 다른 형태의 스트레칭과 어떻게 다른지, 그리고 '왜 스트레칭이 필요한지'를 조사했다. 이 장의 초점은 다음과 같은 10가지의 간단한 단계를 수행하여 스트레칭 프로그램을 계획하는 데 도움이 된다.

1. 고객 평가
2. 치료 목표 확인
3. 스트레칭 방법 선택
4. 스트레칭 목표 설정
5. 사용금지에 대한 감시
6. 스트레칭 환경 제어
7. 측정 수행
8. 스트레칭 계획 작성
9. 스트레칭 수행
10. 결과 평가 및 문서화

이 장의 나머지 부분은 이 10단계에 대해 다룬다.

1단계: 고객 평가

마사지 치료사, 물리치료사, 정골 의학자, 혹은 다른 피트니스 분야나 건강 전문가들 사이에서 일하고 있다면, 고객 병력 기록을 숙지하고 이 사례의 의미를 이해하여야 할 것이다. 이 초기 상담 중에 수집한 정보는 시작점을 잡는 데 도움이 되며, 고객과 함께하는 모든 전문가가 일반적으로 묻는 질문에 대한 답변을 포함할 가능성이 높다. 이 상담 기간 동안 고객에게 일반적인 건강 설문지를 작성하도록 요청하고 염려가 되는 상태의 이력과 관련된 질문을 하는 것이 보통이다. 이는 고객과 관계를 맺는 데 도움이 될 뿐만 아니라 이 고객의 치료에 영향을 미칠 수 있는 심각한 질병이나 문제를 발견하는 데 필수적이다. 이 평가를 수행하는 형식은 사용자가 작업하는 환경(예: 병원 체육관) 내에서 이미 설정된 프로토콜 또는 직업을 지배하는 기관 또는 기관에 의해 관리될 수 있다. 사용 중인 설문지가 무엇이든 상관없다. 초기 상담이 끝나면 고객의 주요 문제(하나 이상의 문제가 있을 경우 우선순위 지정)를 확인하게 된다.

2단계: 치료 목표 확립

설문지 다음에는 이 상담에 기초하여 치료 목표를 확인해야 한다. 치료 목표의 예는 다음과 같다.

- 근육 긴장으로 인한 상부 승모근의 통증을 완화시키기 위해
- 오른쪽 허벅지 햄스트링의 경련을 극복하기 위해
- 슬관절 전치환술 후 왼쪽 무릎 관절의 범위 운동을 개선하기 위해
- 고객이 일반적인 스트레칭 프로그램을 시행하기 위해
- 골퍼의 경직된 요추 느낌을 완화하도록 돕기 위해

3단계: 스트레칭 방법 선택

치료 목표를 확인했으면 다음 단계는 스트레칭 방법을 선택하는 것이다. 스트레칭에는 많은 종류가 있다. 두 가지 주요 유형은 능동형 및 수동형이다. 능동적인 스트레칭은 고객이 스스로 수행한다. 수동적인 스트레칭은 파트너가 필요한 스트레칭이다. 파트너에 의해 고객이 스트레칭을 받는 동안 긴장을 풀고 휴식을 취할 수 있도록 한다. 다른 유형의 스트레칭에는 연부조직 이완(STR) 및 머슬에너지테크닉(MET)이 포함된다. 스트레칭을 처음 사용하는 경우 먼저 이러한 유형의 스트레칭에 대해 설명하는 4장(49쪽)을 읽는 것이 좋다. 둘째, 5~7장(각각 하지, 상지 또는 몸통을 위한 스트레칭 아이디어가 필요한지 여부에 따라 다름)을 살펴보고 질환에 적절한 스트레칭을 선택한다. 이 장에는 능동적 스트레칭과 수동적 스트레칭의 예가 포함되어 있으며, 이는 치료적 스트레칭에 익숙하지 않은 치료사에게 특히 유용하다. 그러나 STR 또는 MET 형태의 스트레칭을 사용해야 한다고 생각되는 경우 『연부조직과 통증유발점 이완법』(J. Johnson, Human Kinetics, 2009)과 『촉진 스트레칭(Facilitated Stretching)』(E. McAtee and J. Charland, Human Kinetics, 1999)을 참고한다.

4단계: 스트레칭 목표 설정

치료 목표를 파악하고 어떤 유형의 스트레칭이 가장 적합한지 고려하라. 그런 후에 당신과 고객이 목표를 달성하는 데 도움이 될 것으로 생각되는 스트레칭 목표를 설정한다. 스트레칭 목표를 치료 목표와 연관시키는 방법을 이해하는 데 도움이 되도록, 2단계의 5가지 샘플 치료 목표가 표 2.1에 제시되어 있으며 적절한 스트레칭 목표와 짝을 이룬다. 예를 들어 치료 목표가 근육 긴장으로 인해 상부승모근의 통증을 겪고 있는 고객의 통증을 완화시키는 데 있다면, 두 가지 능동적 목 스트레칭 (A)와 (B)를 수행 목표로 설정할 수 있다. 고객에게 이러한 스트레칭의 예시를 제공하는 단계에서는 최소 30초 동안 하루에 두 번의 스트레칭을 권장한다.

이러한 목표를 SMART라고 한다. 이것은 구체적이고 측정 가능하며 달성 가능하고 현실적이며 시의 적절하다(스트레칭 효과 측정 방법에 대한 아이디어는 43쪽 참고). 또한 이러한 목표는 예일 뿐이다. 치료 목적과 목표가 다를 수 있다. 또한, 스트레칭의 목표는 전체 치료 계획의 일부를 형성할 가능성이 있으며 특정 치료 목표를 달성하는 데 도움이 되는 유일한 개입은 아니다. 첫 번째 예에서, 사다리꼴의 상부 섬유에서 긴장으로 인한 통증 완화를 돕는 것이 목표인 경우, 스트레칭만으로는 이 문제를 해결할 수 없을 것이다. 고객이 작업대에서 정기 휴식을 취해야 할 수도 있다(정적 작업 자세의 유지 및 관리가 목 통증에 기여하는 경우). 열을 가하거나 마사

표 2.1 치료 목적의 예

치료 목표	스트레칭 목표의 예
근육 긴장으로 인한 상부 승모근의 통증 완화를 위해	고객은 각 스트레칭을 최소 30초간 유지하면서 매일 두 번 능동적 목 스트레칭 (A)와 (B)를 수행한다.
오른쪽 허벅지 햄스트링의 경련을 극복하기 위해	경련이 일어날 때 능동적 햄스트링 스트레칭(C)을 수행하여 경련이 가라앉을 때까지 이 자세를 유지한다. 또한, 고객이 햄스트링 경련이 발생할 때 일지를 기록하여 발생 전의 움직임이나 비움직임의 상태를 기록한다.
슬관절 전치환술 후 왼쪽 무릎 관절의 운동 범위 개선	전체 물리치료 프로그램의 일환으로 매일 한 번씩 허벅지에 MET를 실시하여 7일 동안 왼쪽 무릎의 굴곡을 10도 증가시킨다. MET는 4장의 기본 MET 프로토콜에 명시된 대로 수행되어야 한다.
고객이 일반적인 스트레칭 프로그램을 시행하기 위해	고객이 각각 1분씩 이러한 위치를 채택할 때 일반 병원 스트레칭 프로그램의 각 스트레칭 옆에 체크 표시를 하여 향후 7일 동안 스트레칭 일지를 보관한다.
골퍼의 요추 경직 느낌을 완화하도록 돕기 위해	앞으로 30일 동안 각 골프 경기가 끝난 후 스트레칭 (F)와 (K)를 하는 고객은 스트레칭 자세에서 2분간 휴식을 취한다.

그림 (A), (B), (C) 및 (K)는 파일에 있을 수 있는 특정 스트레칭과 관련이 있으며, 그 사진을 보관 노트에 포함시킬 수 있다.

지를 치료의 일부로 사용해야 한다. 스트레칭이 적절하지 않거나 가장 유익한 치료 방법이 아니라고 판단되었다면 다른 방법을 사용하고 스트레칭은 전혀 하지 않을 것이다.

5단계: 사용 금지에 대한 감시

대부분의 사람들은 스트레칭을 통해 도움을 받는다. 그러나 다른 모든 치료와 마찬가지로 스트레칭을 해서는 안 되거나 주의가 필요한 고객을 판별해 내는 것이 중요하다. 사용하려는 스트레칭의 유형을 식별하고 필요한 스트레칭을 선택했으면, 다음으로는 고객이 이러한 스트레칭에 방해받고 있지는 않은지 검사할 필요가 있다. 다음은 스트레칭과 관련된 것이다.

- 최근 발생한 골절, 인대 염좌, 근육 또는 건의 좌상, 화상 또는 열상 등 급성질환
- 염증질환
- 혈종
- 척추 동맥의 혈관 장애
- 골다공증 및 골절 위험이 있는 환자
- 악성종양
- 골격 또는 관절 한계(예: 경직성 척추염, 수술로 접합한 관절)
- 급성 혈전증 또는 색전증
- 근육이 환자의 안정성에 기여하고 있어서 스트레칭을 통해 수축력을 감소시키는 것이 불안정한 경우
- 스트레칭이 유익한지를 판단할 수 없는 환자를 치료할 때(의사의 허가를 받지 않은)
- 스트레칭이 역행하거나 다른 치료의 장점을 손상시킬 수 있는 경우
- 스트레칭이 어떤 상태의 치유 과정을 손상시킬 수 있는 경우(예: 치유되지 않은 상처를 손상할 수 있는 경우)
- 류마티스 질환의 염증 단계인 경우
- 응용 프로그램이 능동적이든 수동적이든 통증을 유발하는 경우

스트레칭을 억제해야 하거나 주의를 기울여야 하는지 의심스러운 경우, 고객의 의료 전문가에게 조언을 구한다.

예를 들어, 손목 염좌를 회복 중인 고객은 손목 스트레칭은 절대 해서는 안 되지만 몸의 다른 부분의 스트레칭을 통해서 해당 질환에 이득을 볼 수 있다. 어떤 상황에서는 스트레칭을 강요하지 않지만, 어느 정도 주의를 기울이는 것이 필요하다. 다음과 같은 상황에서는 주의를 기울여야 한다.

- 스트레칭의 느낌에 대한 피드백을 제공할 수 없는 수동적 스트레칭 환자
- 취약한 피부의 환자를 수동적으로 스트레칭할 때
- 치료사와 고객 간 교차 감염 위험이 높은 고객을 수동적 스트레칭할 때
- 수동적으로 긴장하거나 불안해하는 고객이나 신체적 접촉을 둘러싼 감정적 문제가 있는 고객을 스트레칭할 때
- 장기 스테로이드 사용 후 고객을 수동적 스트레칭할 때
- 균형에 문제가 있는 환자에 대한 능동적 스트레칭을 처방할 때
- 간단한 스트레칭 지침을 안전하게 준수할 수 없는 고객에게 능동적 스트레칭을 처방할 때
- 과운동성을 지닌 환자에게 스트레칭(능동 또는 수동)을 제공할 때
- 임산부에게 스트레칭(능동 또는 수동)을 제공할 때

거의 모든 사람들이 스트레칭을 받을 수 있고, 대부분의 사람들은 스트레칭으로 이득을 볼 것이다. 그러나 스트레칭 프로그램을 실행하기 전에 특별한 고려가 필요한 특정 그룹의 사람들이 있다. 다음 섹션에서는 노인, 임산부 및 활동적인 개인과 함께 작업할 때 스트레칭을 보다 안전하고 효과적으로 수정할 수 있도록 도와주는 팁을 제공한다.

노인

노인들한테 나타나는 몇 가지 일반적인 신체 변화와 스트레칭 프로그램을 수정하기 위한 조언들이 있다.

골다공증

뼈에 과도한 스트레스를 주는 스트레칭을 피한다.

골관절염

- 무게를 지탱하는 관절에 하중을 가하는 스트레칭은 통증을 유발할 수 있으므로 피한다.
- ROM을 유지하고 개선하기 위한 스트레칭은 종종 유익하지만, 부기나 골수 형성으로 인해 ROM이 감소할 수 있다는 것을 기억하라.
- 유용한 측정 도구에는 관절 경직성 감소와 삶의 질 향상에 대한 환자의 인식이 포함된다.
- 의자에 앉거나 침대에서 누운 자세로 할 수 있는 스트레칭을 제공한다.
- 수건 등의 보조 도구를 활용하는 방법을 제공한다.
- 수동적 스트레칭을 적용할 때 한쪽 다리로 서 있는 것이 고통스러울 수 있기 때문에 마사지 베드를 오르내리는 고객을 도울 필요가 있다. 작은 걸상을 제공하면 도움이 될 것이다.

류마티스 관절염

- 염증 단계에서는 스트레칭을 절대 하지 않는다.
- 모든 스트레칭은 스트레칭 중, 그리고 스트레칭 직후, 24시간 후에도 통증이 없어야 한다.
- 관절이 접합되어 관절 ROM이 제한될 수 있음을 기억하라.
- 특히 고객이 스트레칭을 하기 위한 출발 위치에 설 수 없는 경우, 부드러운 수동적 스트레칭이 유익할 수 있다.

연부조직의 신장성 감소

이 연령대에서 대부분의 관절 가동범위가 감소할 가능성이 있음을 인지하고 그에 따라 스트레칭 목표를 수정한다.

균형 및 고유 수용성 감각의 감소

- 균형을 잡아야 하는 스트레칭 횟수를 최소화한다.
- 가능한 경우 앉거나 무릎을 꿇거나 눕는 등 낮은 무게중심을 사용하는 스트레칭을 선택한다.
- 독립적으로 스트레칭하는 고객의 경우, 항상 난간이나 테이블 또는 싱크대 등의 지지대를 사용하여 안정성을 유지하도록 권장한다.
- 고객이 누운 자세에서, 서 있는 자세 또는 그 반대로 움직여야 하는 스트레칭은 피한다.

청각 저하 및 시력 변화

- 전달 사항을 명확하고 정확히 한다.
- 스트레칭하는 환경이 조용한지 확인한다.
- 모든 스트레칭을 시연하고 중요한 점을 반복한다.
- 동적 스트레칭을 위한 가이드로 제공하는 사진을 확대한다.

감소된 강도

- MET 스트레칭은 근력을 유지하거나 향상시키는 데 도움이 될 수 있다.
- 스트레칭 자세를 유지하기 위해 힘에 의존하는 스트레칭은 피한다.
- 서 있는 위치에서 가장 적절한 스트레칭을 수행하는 경우 근처에 의자를 제공해야 한다.

의약품 증가

약물을 사용하는 경우는 이를 고려해야 한다. 예를 들어 진정제 투여 후에 수동적 스트레칭이 더 적절할 수 있다.

임산부

임산부들에게 나타나는 몇 가지 흔한 생리적 변화들과 스트레칭 프로그램을 수정하기 위한 조언들이 있다.

결합조직의 이완

- 최대 저항이 있을 때까지 스트레칭을 피한다.
- 관절이 손상될 수 있는 위치에 대한 무게 부하와 관련된 스트레칭을 피한다.
- 고관절 내전근까지 늘어나지 않도록 한다.
- 척추의 과도한 굴곡이나 신전이 동반되는 스트레칭을 피한다.

균형감각의 변동

- 무릎을 꿇거나 앉은 자세와 같이 무게중심이 낮은 스트레칭을 선택한다.
- 임신 초기에는 반듯이 누운 자세, 엎드린 자세, 옆으로 누운 자세가 가능할 수 있다.

등 근육 피로

등 근육에 추가적인 하중을 가하는 스트레칭을 피한다.

누운 자세의 저혈압증후군

특히 임신 말기에는 반듯이 누운 자세에서의 스트레칭을 피한다.

활동적인 개인

다음은 스포츠와 신체 활동에 관련된 사람들의 몇 가지 일반적인 특징과 스트레칭 프로그램을 수정하기 위한 팁이다.

스트레칭은 스포츠 전통의 일부로서 행해질 수 있지만 반드시 생리학적으로 유익한 것은 아니다. 하지만 스트레칭의 중요성은 증가한다.

- 고객들에게 스트레칭의 중요성을 인지시킨다.
- 전통의 일부로 스트레칭의 사용을 권장한다.
- 기존 스트레칭 프로그램에 너무 많은 변화를 주는 것을 경계한다.
- 부적절하다고 믿는 스트레칭의 전통에 대한 비판을 피한다.

스포츠 활동에 정기적으로 참여하면 해당 스포츠에 의해 특정한 근육의 균형이 깨질 수 있다.

일반화하기보다는 스포츠에 특화된 스트레칭을 제공해야 한다.

운동선수는 부상으로 인해 훈련이나 스포츠 참여에 방해를 받을 때 감정적으로 고통스러울 수 있다.

- 재활 중 스트레칭을 할 때 부상이 선수에게 미칠 수 있는 영향을 인지한다.
- 운동선수가 의욕을 잃었는지 아니면 지나치게 열정적인지를 확인한다.

많은 엘리트 선수들은 스트레칭에 대한 지식이 풍부하다. 낮은 수준의 경기를 뛰는 운동선수는 부적절한 스트레칭을 하거나 부적절한 스트레칭 프로그램을 수행하고 있을 수 있다.

- 조언과 설명이 다른 고객 그룹에게 제공되는 것보다 부족할 수 있다.
- 지식의 역량에 대해 추정하지 마라. 적절한 스트레칭에 대한 고객의 지식을 확인해야 한다.

정적 스트레칭은 스포츠 경기 전에 불필요할 수 있다.

- 경기 전 상황에서 지속적인 정적 스트레칭은 피한다.
- 스포츠 경기 전에 동적 스트레칭을 사용한다.

일부 여성 운동선수들은 골다공증에 걸릴 위험이 있다.

의심의 여지가 있다면, 연약한 관절이나 뼈에 과도한 하중을 가하는 스트레칭은 하지 않는다.

팀 선수들은 종종 함께 스트레칭을 한다.

적절한 파트너 스트레칭에 대한 조언 및 시연을 제공해야 한다.

종종 운동선수는 다른 많은 프로들의 보살핌을 받는다.

팀의 일원으로 일하기 위해 노력한다.

6단계: 스트레칭 환경 제어

고객이 스트레칭을 받을 수 있다는 확신이 들면 스트레칭이 수행될 환경을 고려해야 한다. 스트레칭이 특정한 환경에서 수행될 수 있다고 해서 그것이 가장 적절한 장소라는 것을 의미하지는 않는다. 공원과 탁 트인 공간은 스트레칭할 수 있는 충분한 공간을 제공하지만 모든 사람이 사람들 앞에서 스트레칭하는 것을 좋아하는 것은 아니다. 반대로, 일부 고객들은 장소가 병실이나 병동으로 제한될 수 있으며, 그러한 범위 내에서 스트레칭을 하는 것 외에는 선택의 여지가 거의 없다. 스트레칭은 모든 환경에서 가능하다. 표 2.2는 각각과 관련된 장단점을 제시한다.

7단계: 측정 수행

그다음엔 추후에 치료 효과를 측정하는 데 도움이 되는 테스트를 수행하는 것이 좋다. 스트레칭 프로그램의 효과를 측정하는 몇 가지 방법이 있다. 만약 병원에서 일하고 있다면, 퇴원하기 전에 환자의 관절 운동 가동범위를 측정하고 관찰하는 것이 중요할 수 있다. 또는 햄스트링 근

표 2.2 스트레칭 환경의 장점과 단점

환경	장점	단점
병원	• 물리치료사의 지도 아래 스트레칭을 할 수 있게 한다. • 일반적으로 여분의 장비를 이용할 수 있다.	• 사생활 결여 • 공간 부족 • 스트레칭 프로그램을 다른 의료적 처방과 조정해야 한다. • 스트레칭을 저해할 수 있는 약을 복용하는 경우가 많다. • 안전 문제(예: 도뇨관 또는 카테터가 있는 환자) • 병원에서 발생할 수 있는 비용 문제
집	• 프라이버시 개선 • 고객의 편의를 도모할 수 있음	• 스트레칭 관찰 미흡 • 자기수양이 필요 • 주의가 산만해질 수 있음(예: 가족, 이웃, 애완동물, TV, 전화) • 스트레칭에 필요한 공간이 부족한 가정도 있다.
체육관	• 지원 및 안내를 받을 수 있는 자격 있는 피트니스 전문 인력 보유 • 보통 공간이 넉넉하다. • 추가 장비를 자주 이용할 수 있음	• 체육관 가입비 • 바쁜 체육관에서는 때때로 프라이버시가 결여된다.
공원	• 넉넉한 공간 • 흔히 벤치, 나무 또는 벽이 있어 스트레칭을 용이하게 할 수 있다. • 여름에 좋은 환경 • 맑은 공기와 햇빛 • 파트너 스트레칭 가능 • 야외 운동기구와 결합될 수 있다.	• 공공장소에서 자의식을 느끼는 사람에게는 좋지 않다(종종 사적 영역은 발견할 수 있지만). • 날씨가 나쁘거나 추울 때 제약이 있다.
사무실	• 스트레칭 수행 기회 • 매일 직장에서 할 수 있다. • 책상에서 일어나 휴식을 취하는 변명거리를 만들 수 있다. • 그룹 또는 팀 프로그램으로 구현될 수 있으므로 프로그램 참여 및 유지 기회 증가	• 사생활이 결여될 수 있음 • 공간이 부족할 수 있음 • 시끄러울 수 있음 • 주의가 산만해질 수 있음(전화 통화 등) • 자격 있는 치료사 또는 피트니스 전문가에 의한 감독
통근	• 장거리 여행 시 긴장 완화에 적합 • 자동차 여행 시 운전자가 멈춰 서서 휴식을 취할 수 있는 좋은 핑계가 될 수 있음	• 모든 여정에 적합한 것은 아님 • 프라이버시 결여 • 공간 부족 • 수행할 수 있는 스트레칭 유형이 제한됨
치료 (예: 마사지)	• 마사지 치료로 쉽게 결합 가능 • 수동적 스트레칭을 받을 수 있는 좋은 기회 • 자격 있는 치료사가 스트레칭을 수행함	• 비용 문제 • 치료를 수행하는 횟수로 제한되므로 매일 구현해야 하는 프로그램에 적합하지 않음

표 2.3 스트레칭의 효과 측정 아이디어

치료 목표	가능한 측정 도구
정상적인 근육 기능 유지에 도움이 된다.	근육 기능과 관련된 특정 작업 수행 능력의 증가 등 태도나 감정을 포함하는 자기 보고 조치; 근육이 활성화되었을 때 스스로 인식할 수 있는 운동의 질
근육 장력으로 인한 통증 완화를 돕기 위해	통증에 대한 자기 보고 조치
근육의 경련을 극복하기 위해	통증 강도 및 경련 발생 빈도, 각각 얼마나 지속되는지에 대한 자체 보고 조치
관절의 운동 범위를 유지하거나 개선하기 위해	• 각도계 또는 유사한 장치를 사용한 관절 범위 • 관절의 가동범위 또는 근육의 저항 변화 • 근 길이 검사, 표준 또는 고객의 다른 팔다리와 비교
근육의 회복을 촉진하기 위해	조직 생체검사(임상시험에서는 유용하지만 일상에서는 실용적이지 않음)
자세 불균형을 교정하기 위해	스트레칭 전후 사진
흉터 조직의 발달을 최소화하기 위해	조직 생체검사(임상시험에서는 유용하지만 일상에서는 실용적이지 않음)
긴장을 완화하거나, 동기를 유지 또는 개선하거나, 행복감을 자극하는 등의 심리적 요인에 영향을 미치기 위해	불안, 스트레스 또는 행복감 등의 요인에 대한 자체 보고 대책

육의 유연성을 얻고 싶어 하고 이것을 측정하는 데 관심이 있는 운동선수를 치료하고 있는지도 모른다. 대부분의 경우 진행 상황을 기록해야 하며, 이를 위해 치료 개입 전후(즉, 스트레칭), 스트레칭이 사용자에 의해 수동적으로 또는 사용자가 제공하는 가정관리 프로그램의 일부로 고객에 의해 능동적으로 사용되고 있는지 어느 정도 기준 측정을 해야 할 것이다.

주관적인 측정(예: 고객이 자신의 기분을 보고하는 것)이나 객관적인 측정(예: 관찰한 대로)을 사용할 수 있다. 먼저 측정하려는 것이 무엇인지 식별하라. 고객이 보다 더 안정을 취하는 데 스트레칭이 도움이 되는지, 아니면 더 유연해지거나 어떤 활동에 더 잘 대처하는 데 도움이 되는지 알고 싶은가? 이 경우, 주관적인 자기 보고 조치가 적절할 수 있다. 아니면 스트레칭이 관절 내 운동 범위를 향상시켰는지 판단할 필요가 있는가? 예를 들어, 발목 관절의 저측 굴곡근에 대한 스트레칭이 배측 굴곡이 줄어든 고객한테서 움직임 범위를 개선하는 데 도움이 되었는가? 스트레칭을 통해, 손목 골절 후 고객의 손목 가동성이 개선되었는가? 이러한 경우에는 각도계를 사용하는 것이 더 적절할 것이다. 각도계는 물리치료사들이 관절 각도를 측정하기 위해 흔히 사용하는 간편한 도구다. 다른 객관적인 척도로는 하지 직거상 검사와 토마스 검사와 같은 근육 길이 검사가 포함된다. 각도계 사용에 대한 자세한 내용은 『관절 운동 임상 측정기』(W.B. 그린 및 J.D, American Academy of Orthopaedic Surgeons, 1993)를 참조하라. 수동적 근육 테스트에 대한 전통적인 설명은 『근육: 검사 및 작용』(F.P. Kendall, P. Provance 및 E.K. McCreary, Lippincott Williams & Wilkins, 1993)을 보라.

당신이 선택하는 측정 방법은 치료 목표와 찾고 있는 결과 측정에 달려 있다. 1장에 열거된 스트레칭의 근거는 각각 측정 방법에 대한 아이디어와 함께 표 2.3의 치료 목표로 제시되었다. 이 표에는 사용해서는 안 되는 측정 도구가 나열되어 있다.

8단계: 스트레칭 계획 작성

이제 처치 방법을 결정하여, 스트레칭 목표를 설정한다. 이어 사용하려는 스트레칭의 종류를 결정하고, 고객의 금기 사항을 주의하며, 계획을 세울 때가 되었다. 또한 스트레칭이 수행될 환경을 확인하고 필요한 장비를 배치하며 일부 측정을 수행할 수 있다. 준비의 마지막 부분에는 스트레칭 목표를 설정하고, 다음과 같은 몇 가지 기본적인 질문에 답함으로써 목표를 설정하는 데 참고한다.

- 누구를 위한 계획인가?
- 치료 목표는 무엇인가?
- 어떤 측정 방법을 사용하고 있는가?
- 어떤 종류의 스트레칭이 사용되고 있는가?
- 스트레칭은 어디서 하고 있는가?
- 스트레칭은 언제 하는가?
- 스트레칭은 어떻게 해야 하는가?
- 시간대가 어떻게 되는가?
- 그 외 다른 질문이 있는가?

표 2.4에는 두 가지 스트레칭 계획의 예시가 수록되어 있으며, 이러한 질문에 어떻게 대답할 수 있는지를 보여 준다.

표 2.4 두 개의 표본 스트레칭 계획

계획 1 : 병원에서	
질문 계획	응답 계획
누구를 위한 계획인가?	슬관절 전치환술 후 회복 중인 70세 여성
치료 목표는 무엇인가?	정상적 퇴원 요구 사항에 따라 우측 무릎 굴절을 45도에서 90도로 증가
어떤 측정법이 사용되고 있는가?	무릎 굴곡 및 신전을 측정하는 표준 각도계
어떤 종류의 스트레칭이 사용되고 있는가?	MET 프로토콜을 따르는 대퇴사두근에 대한 머슬에너지 테크닉; 대퇴사두근의 낮은 수준의 등척성 수축은 퇴원 전에 하지를 강화시키는 부가적 이점을 갖게 될 것이다.
스트레칭은 어디서 하고 있는가?	환자의 병원 큐비클에서
스트레칭은 언제 하는가?	매일 두 번
스트레칭은 어떻게 해야 하는가?	환자는 등받이가 높은 의자에 앉고 치료사는 무릎을 꿇은 채 실시
시간대가 어떻게 되는가?	7~10일 이내에 퇴원 계획
그 외 다른 질문이 있는가?	프로그램을 적용하기 전에 의료 승인을 확인 스트레칭 적용 전 부종을 줄이기 위해 얼음 사용을 고려

계획 2 : 집에서	
질문 계획	응답 계획
누구를 위한 계획인가?	우측 정강이 골절 후 장기간의 침대 생활로 인해 경직된 허리의 30대 남자
치료 목표는 무엇인가?	요추의 뻣뻣함을 줄이기 위해
멘트는 어떤 측정 방법이 사용되고 있는가?	자기 보고 조치: 고객이 신발과 양말을 신을 때나 욕조에서 몸을 돌려 누울 때 특히 주목되는 뻣뻣함
어떤 종류의 스트레칭이 사용되고 있는가?	요추(W, X, Y)를 위한 3개의 활성 스트레칭
스트레칭은 어디서 하고 있는가?	집에서
스트레칭은 언제 하는가?	매일
스트레칭은 어떻게 해야 하는가?	누운 상태, 무릎 껴안기(W) 앉은 상태, 트렁크 구부리기(X) 일어선 상태, 골반 기울임(Y)
시간대가 어떻게 되는가?	경직된 느낌이 줄어들 때까지
그 외 다른 질문이 있는가?	없음

괄호(W, X, Y)의 문자는 고객의 치료 노트에 기록될 그림 또는 스트레칭을 가리킨다.

9단계: 스트레칭 수행

계획을 세웠으니, 1장 28쪽에 있는 일반적인 안전수칙을 다시 참고한다. 그리고 선택한 스트레칭이 안전하고 효과적일 것이라고 확신하면, 이제 그것들을 수행해야 할 때이다.

10단계: 결과 평가 및 문서화

모든 형태의 치료와 마찬가지로, 치료 처치의 성공(또는 실패)을 기록하는 것도 유용하다. 치료 목표를 달성하기 위해 고안한 스트레칭 프로그램이 효과적이었는가? 그렇지 않다면, 왜 그렇지 않은가? 고객을 재평가하고, 조사 결과를 사전 스트레칭 점수와 비교한다.

마지막으로, 재평가에 기초하여 스트레칭 프로그램을 계속할 것인지, 그것을 개정할 것인지, 아니면 치료 개입으로 전적으로 스트레칭을 철회할 것인지를 결정한다. 보통 고객은 재활 과정의 결과로 개선되지만, 때때로 사람은 스트레칭을 하지 못하거나 스트레칭이 억제되도록 그의 의학적 상태가 변한다. 때때로 고객은 스트레칭 루틴에 싫증을 내므로 새로운 스트레칭을 도입할 필요가 있다.

맺음말

이 장을 통해 스트레칭 계획을 세울 때 고려해야 할 요소들의 다양성에 대한 인식을 높이고 또한 치료 목표에 대한 설정 방법, 다양한 환경의 장단점 및 스트레칭 프로그램의 효과를 측정하는데 사용할 수 있는 방법의 종류에 대한 아이디어를 제공한다. 다음 장에서는 가장 일반적으로 사용되는 스트레칭의 4가지 형태와 장단점에 대해 설명할 것이다. 2부의 자료는 고객에게 어떤 스트레칭 프로그램이 적정한지 선택하는 데 도움이 된다.

간단한 질문

1. 목표 설정과 관련하여 SMART는 무엇을 나타내는가?
2. 이 장에서 언급한 스트레칭의 네 가지 유형을 나열하라.
3. 노인 환자와 함께 일할 때, 서서 하는 스트레칭 자세보다는 앉아서 하는 자세로 하는 것이 왜 중요한가?
4. 각도계는 무엇인가?
5. 스트레칭 계획을 수립한 후 고객을 재평가하는 것이 왜 중요한가?

PART II

스트레칭 방법

연부조직을 스트레칭하는 방법은 여러 가지가 있는데, 여기서는 이들 중 몇 가지에 대한 설명을 찾을 수 있을 것이다. 가장 일반적으로 사용되는 스트레칭의 두 가지 형태는 능동적인 스트레칭과 수동적인 스트레칭이다. 이 두 가지 형태의 스트레칭은 3장에 설명되어 있으며, 여기에서 이를 비교하고 그 장점과 단점을 파악한다.

4장에서는 두 가지의 대중적인 형태의 고급 기술을 찾을 수 있을 것이다. 머슬에너지테크닉(MET)과 연부조직 이완(STR)이 그것이다. 3부에 포함된 MET 및 STR 스트레칭은 거의 없지만, 대부분의 수동적 스트레칭은 MET 스트레칭의 시작 위치를 형성한다. 일단 기본 MET 프로토콜을 읽으면, 수동적인 스트레칭을 MET 스트레칭으로 진전시킬 수 있을 것이다. STR 스트레칭은 능동적, 수동적 또는 MET와 완전히 다른 형태의 스트레칭의 예로 포함되며, 스트레칭을 마사지 루틴에 통합하는 데 특히 유용하다. 3장과 4장의 끝에서 여기에 제시된 자료에 대한 이해 정도를 평가하기 위해 사용할 수 있는 몇 가지 간단한 질문을 제시할 것이다.

3

능동적이고 수동적인 스트레칭

이 장은 능동적 스트레칭과 수동적 스트레칭의 정의에서 시작하여 각각의 장단점을 정의한다. 그다음 두 가지 방법을 비교하고, 제1장에서 설명한 근골격계 질환을 앓고 있는 고객을 재활시키는 데 도움이 되도록 스트레칭 방법 중 하나를 사용하고자 하는 치료사에게 팁을 제공한다.

능동적이고 수동적인 스트레칭 정의, 장점 및 단점

능동적인 스트레칭은 치료사나 트레이너의 도움 없이 개인이 스스로 하는 스트레칭이다. 이러한 스트레칭은 운동 전이나 후에 다른 사람의 도움 없이 워밍업 또는 쿨다운 루틴의 일부로 수행할 수 있다. 그것들은 물리치료사가 환자에게 재활 프로그램의 일환으로 병원이나 집에 있을 때 수행해 보라고 제시할 수 있는 스트레칭의 종류들이다. 능동적인 스트레칭 프로그램을 수행하는 책임은 오직 그것을 수행하는 사람에게 있다.

능동적 프로그램에 포함된 스트레칭은 정적 또는 동적일 수 있다. 정적 스트레칭은 가장 안전하며 스트레칭 자세를 최소 30초 이상 유지하는 것을 포함한다. 이런 형태의 스트레칭으로 고객은 긴장을 풀고 그의 연부조직을 천천히 늘일 수 있게 된다. 동적 스트레칭은 스트레칭 자세를 유지하는 것보다 각 동적 움직임으로 스트레칭의 정도를 높이는 것을 목표로 하는 리듬의 발차기나 스윙 동작을 포함한다. 다른 형태의 스트레칭과 비교하여, 동적 스트레칭은 부상 발생률과 관련이 있으며, 예를 들어 마샬아츠와 같은 갑작스러운 폭발적 움직임이 필요한 스포츠에 적용하는 동적 스트레칭 방법은 이 책에 포함되지 않는다. 이러한 동적 스트레칭은 근 회복 중인 고객들의 재활에는 적절하지 않다. 염좌나 좌상과 같은 근골격계 질환이나 경직된 근육, 경련 또는 경직된 관절로 고생하는 사람들에게도 마찬가지다.

그에 비해 수동적인 스트레칭은 다른 사람의 도움을 필요로 하는 스트레칭이다. 또한 스트레칭 파트너(피트니스 전문가, 물리치료사 또는 스포츠 마사지 치료사)는 고객과 협력하여 고객의 몸을 스트레칭을 용이하게 하는 방식으로 배치하는 역할을 담당한다. 스트레칭 파트너는 고객을 스트레칭 자세로 전환하여 약 30초 동안 유지하도록 도울 수 있다. 이것은 수동적 스트레칭의 가장 간단한 형태로서 MET와 같은 보다 진보된 형태의 스트레칭 기초를 형성하기 때문에 배우기에 유용하다.

신체 건강 관련 종사자에게 재활 프로그램에 스트레칭을 포함시킬 좋은 기회를 준다. 5장, 6장, 7장을 빠르게 훑어보면 다양한 스트레칭 자세가 사용될 수 있다는 것을 알 수 있다. 이것이 능동적이든 수동적이든 말이다. 스트레칭이 당신과 당신의 고객이 특정한 치료 목표를 달성하는 데 도움이 될 수 있다는 것을 확인했다. 그런 다음 어떻게 능동적 스트레칭과 수동적 스트레칭 중에 선택할 것인가. 아니면 둘 다 사용할 것인가. 이를 결정하는 한 가지 방법은 각각의 장단점을 조사하는 것이다.

능동적인 스트레칭의 장점은 고객들이 치료사에 의존하지 않고 거의 모든 곳에서 그것을 할 수 있다는 것이다. 고객은 스트레칭 루틴을 언제 어디서 하든지 완벽하게 통제할 수 있다. 그의 집이나 병원에서 똑같이 잘 수행될 수 있다. 수동적 스트레칭은 억제되거나 뻣뻣한 조직에 고객의 체중을 조절해서 적용하면 부상 후 재활의 초기 단계에서 특히 도움이 된다. 단점 중 하나는 치료사가 없을 때 일부 고객이 잘못 스트레칭을 할 수 있다는 것이다. 스트레칭 자세가 잘못되거나, 효과를 낼 만큼 스트레칭 자세를 오래 유지하지 못할 수 있다. 일부 고객들은 스트레칭 프로그램을 계속하는 것에 싫증을 낼 수 있으며, 그러한 프로그램들을 준수하는 것은 좋지 않은 것으로 알려져 있다. 어떤 경우에는 능동적인 스트레칭이 적합하지 않다. 예를 들어 건강과 안전상의 이유로 감독이 필요한 고객에게는 적합하지 않으며, 그런 고객에게는 도움 없이 스트레칭 자세를 취하거나 유지하는 것이 효과가 없다.

수동적인 스트레칭은 연부조직을 더 길게 늘일 수 있는 장점이 있다. 그것은 비교적 수행하기가 쉬운데, 이는 고객이 스스로 하는 방법보다 재활 스트레칭 프로그램에 더 효과적이라는 것을 의미할 수 있다. 그것은 스포츠 팀의 준비운동의 일부로 사용되었을 때 재미와 다양성의 요소를 더할 수 있고, 비록 능동적 스트레칭보다는 좀더 많은 공간이 필요하지만, 대부분 어디에서나 행해질 수 있다. 단점은 스트레칭을 시행하는 사람이 과도한 스트레칭과 연부조직이 찢어지는 것을 막기 위해 조정을 해야 한다는 것이다. 그러므로 고객은 자신의 스트레칭 파트너를 신뢰하고 그가 함께 일하는 치료사나 피트니스 전문가의 조언을 따를 필요가 있으며, 수동적인 스트레칭을 하는 동안 통증이 있다면 반드시 그들에게 알려야 한다. 수동적 스트레칭의 가장 큰 단점은 그것이 수행되기 위해서는 치료사나 트레이너가 있어야 하고, 이것이 항상 가능한 것은 아니며 일정한 비용을 발생시킬 수도 있다는 것이다.

이제 이러한 두 스트레칭의 장단점을 고려할 기회를 갖게 되었으므로, 이미 고객들에게 필요한 조언이나 정보, 또 그들 중 하나 또는 둘 모두를 재활 프로그램에 통합하는 방법에 대해 몇 가지 아이디어를 얻었을 것이다. 다음 두 장에는 능동적 및 수동적 스트레칭의 사용에 대한 지침이 설명되어 있다.

능동적 스트레칭과 수동적 스트레칭 비교

능동적 스트레칭

- 고객이 파트너를 스트레칭할 필요 없이 스스로 스트레칭을 할 수 있다.
- 비용이 들지 않는다.
- 이것은 고객과 스트레칭을 하고 고객을 자신의 재활로 참여시키는 책임을 진다.
- 프로그램을 실행하기 위해서는 적극적인 스트레칭으로 고객에게 동기를 부여해야 한다.
- 집에서의 운동 루틴에 다양성을 더하는 데 도움을 줄 수 있으며, 고객이 스스로 질환의 관리에 참여하도록 동기를 부여할 수 있다.
- 스트레칭 방법을 잘못 알고 있는 일부 고객에게서 오류가 발생할 가능성이 높다.
- 고객에게 너무 많은 스트레칭을 제공하면 프로그램을 준수하지 못할 수 있으므로 매주 조금씩 단계별로 제공한다.
- 특히 질환으로 인해, 편안하거나 안전한 스트레칭 자세를 취하지 못하는 고객들은 수동적인 스트레칭을 받는 것으로 더 많은 이득을 볼 것이다.
- 고객이 치료사가 아닌 이상 필요한 곳에서 스트레칭을 수정하는 방법을 아는 것은 어렵다.
- 스트레칭의 효과를 판단하기 위해 자가 보고 방법을 사용할 수 있지만 객관적 측정이 필요한 경우에는 치료사가 필요하다.
- 스트레칭 자세를 유지하려는 노력은 일부 고객이 긴장을 푸는 것을 더 어려워한다는 것을 의미하며, 이는 스트레칭의 이점을 충분히 누리지 못하게 할 수 있다.

수동적 스트레칭

- 치료사나 스트레칭 파트너가 참여해야 한다.
- 비용(즉, 치료사, 피트니스 전문가 또는 코치에게 지급)이 동반되는 경우가 있다.
- 대부분의 경우 고객이 피드백을 제공함으로써 문제를 제기해야 하지만, 고객보다 치료사에게 스트레칭을 하게 할 책임이 있다.
- 고객이 스트레칭 프로그램을 수행하도록 동기를 부여하는 것에 의존하지 않는다.
- 수동적 스트레칭은 마사지 순서에 쉽게 통합되므로 마사지 루틴에 다양성을 더하는 데 사용할 수 있다.
- 대부분의 치료사들이 정확하게 스트레칭을 하기 때문에 오류의 가능성은 줄어든다.
- 이 경우 상당한 수의 스트레칭을 수행할 수 있을 것으로 보인다.
- 특정 스트레칭 자세에 들어갈 수 없는 고객을 치료하는 데 유용하다.
- 치료사는 필요할 경우 스트레칭을 쉽게 수정할 수 있다.
- 치료사가 있다는 것은 스트레칭의 효과를 기록하기 위해 객관적인 조치를 쉽게 취할 수 있다는 것을 의미한다.
- 치료사가 팔다리를 올바르게 움직이도록 도와주고 연부조직에 적당한 긴장을 주기 때문에 고객이 수동적인 스트레칭을 받으면 충분히 긴장을 풀 수 있다.

능동적 스트레칭 프로그램 제공 지침

고객에게 능동적 스트레칭을 제공하기로 선택한 경우 다음 지침이 도움이 될 수 있다.

- 시작하기 쉬운 스트레칭을 한두 개만 선택하라. 많은 사람들은 치료사들의 충고를 지키지 못한다. 따라서 쉬운 강도를 유지하는 것이 최선이다. 스트레칭 프로그램이 더 쉽게 느껴질수록 그것을 고수할 가능성이 더 높다.
- 이와는 대조적으로, 동기부여가 높은 고객들은 특히 스포츠 현장으로 돌아가기를 열망하는 경우 계약을 유지하고 긍정적인 마인드를 유지하기 위해 더 많은 스트레칭을 필요로 할 수 있다.
- 고객이 아직 스트레칭에 능숙하지 않다면, 고객이 원하는 스트레칭을 시행하라.
- 스트레칭을 시행하게 한다. 그것을 어떻게 하는지 관찰하고, 필요한 모든 조정을 하라. 예를 들어 서 있는 자세에서의 스트레칭이 불안정해 보인다면, 그 대안으로 앉은 자세의 스트레칭을 고려해 보라.
- 각 스트레칭의 이미지를 제공하라. 스트레칭을 어떻게 하는지, 언제 할 것인지, 스트레칭 자세를 얼마나 오래 유지할 것인지를 명확히 기록하고, 구체적으로 말해라. 예를 들어 아침마다 좌우 양다리로 A 스트레칭을, 오후 한 번 좌우 양다리로 각각 45초씩 스트레칭을 한다.
- 안전에 대한 조언을 제공한다. 예를 들어 고객이 '고통 없는 범위 내에서'의 의미를 이해하는지 확인하라. 이는 특히 고객이 부상의 아급성 단계에서 할 수 있는 스트레칭을 제공할 때 중요하다.
- 고통 없이는 얻는 것도 없다(No-Pain, No-Gain)와 같은 접근은 절대 해서는 안 된다.
- 필요한 경우 스트레칭을 수정하고 필요한 경우 타협하라. 예를 들어 고객이 맨발일 때 종아리 근육을 스트레칭하는 것이 더 효과적일 수 있지만, 나이든 고객이 신발을 신고 벗는 것은 불편하다.
- 다음에 고객을 만나면 스트레칭을 어떻게 하고 있는지 보여 달라고 부탁하라. 그가 그것들을 제대로 하고 있는지, 무슨 문제가 있는지, 스트레칭이 유익하다는 것을 인지하였는지, 결과를 기록하라.
- 고객이 직접 진행 상황을 기록할 수 있도록 스트레칭 일지를 제공한다. 스트레칭 일지의 예는 55쪽에 나와 있다. 이것은 환자가 단순히 요일 옆에 체크 표시를 함으로써 어떤 스트레칭을 했는지 기록하는 유용한 방법이다. 코멘트 박스를 포함하면 고객이 어떻게 느꼈는지 기록할 수 있고, 관찰된 개선 사항(예: 통증 감소), 개선된 능력(예: 브래지어를 하기 위해 등 뒤로 손을 뻗을 수 있음) 또는 처한 어려움(예: 스트레칭 중 균형을 잃음, 스트레칭 자세를 취하기 어려움)을 상세히 기록할 수 있으며, 관련된 상황에 대해 작성할 수 있다.

단순 스트레칭 일지

	월	화	수	목	금	토	일
A 스트레칭 하루 1회, 종료 위치를 45초간 유지 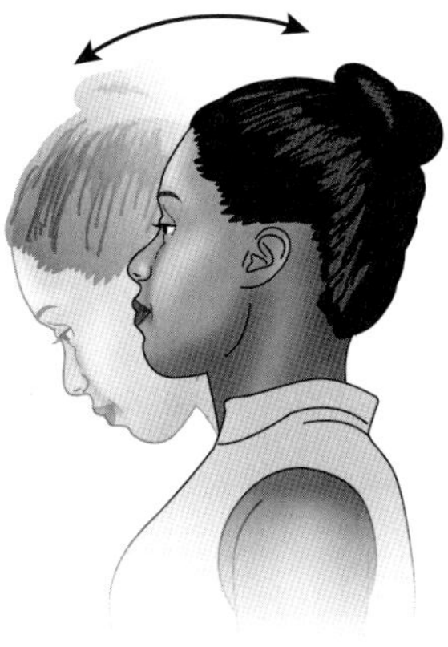							
B 스트레칭 하루 1회(각 측면) 수행, 스트레칭 자세 유지 45초 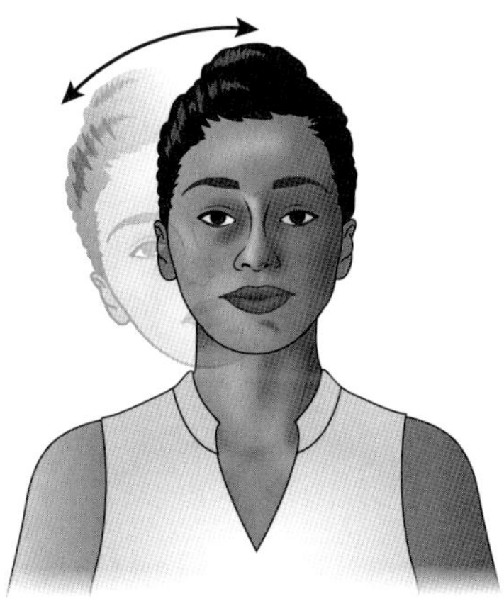							
코멘트							

From J. Johnson, 『Therapeutic stretching』 (Champaign, IL: Human Kinetics, 2012).

- 고객들에게 제공하는 스트레칭은 3, 4일 또는 매주마다 다양하며, 이는 고객들의 준수 가능성을 증가시키기 위함이다.
- 제공된 스트레칭이 치료 목표를 충족하는지 항상 확인하라.

수동적 스트레칭 적용 지침

능동적 스트레칭 프로그램과 함께 하든 독립적인 스트레칭 프로그램으로 하든 수동적인 스트레칭을 사용하고자 하는 경우, 다음과 같은 기본 지침을 준수하여 업무가 효과적이고 안전한지 확인하라.

- 고객이 항상 편안한 자세로 시작할 수 있도록 한다.
- 무엇을 할 것인지 설명하고, 고객이 해야 할 일에 대해 명확한 지시를 내린다.
- 고객이 정상적으로 호흡하도록 유도한다. 어떤 고객들은 근육이 신장되는 것을 예상하고 긴장하며 호흡을 참는 경향이 있다. 호흡을 사용하면 스트레칭을 향상시킬 수 있지만, 이것은 연습을 필요로 하는 것이고 당신과 고객 사이에 신뢰가 있을 때만 가능하다. 그때까지 고객들이 스트레칭 시 호흡을 참지 않게 하라.
- 고객에게 불편함이나 통증이 있는지 알려주도록 권유하고, 통증이 있다면 스트레칭을 즉시 중단하라. 당신은 전적으로 고객의 보고에 의존하고 있다. 물론 근육의 긴장감, 즉 우리가 고통스러울 때 자연스럽게 일어나는 어떤 것을 감지할 수도 있지만, 이런 식으로 긴장감을 증가시킬 정도로 강하게 또는 그런 힘을 가해 스트레칭을 해서는 안 된다.
- 스트레칭을 원활히 하기 위해 고객의 팔다리를 붙잡아야 하는데, 손의 위치에 주의하라. 예를 들어 손을 허벅지 안쪽에 놓거나 가슴에 너무 가까이 두지 않도록 주의하라.
- 고객이 가벼운 저항을 느낄 정도로 사지를 스트레칭한다. 이 자세를 유지하라. 조직의 긴장이 풀린 후 스트레칭 한계점을 감지하는 즉시 팔을 잡고 스트레칭 위치를 더욱 완화해야 한다. 극도로 경직된 고객을 처치할 때에도 이러한 방식으로 진행하라.
- 여유를 가져라. 고객의 스트레칭과 관절 범위 개선을 돕는 것이 목표일 때, 진행이 느리면 좌절감을 줄 수 있다. 대부분의 치료사들은 특히 시간이 제한적이거나 며칠 동안 특정 의뢰인과 함께 치료할 기회가 없을 경우 한 번에 가능한 한 많은 개선을 얻고 싶어한다. 하지만, 스트레칭을 빨리 끝내려는 유혹에 빠지지 마라. 조직을 강제적으로 늘리는 것보다 조금씩 자주 스트레칭하는 것이 좋다.
- 여기에 나와 있는 간단한 수동적 스트레칭 프로토콜을 시행하라.
    1. 금기사항이 없고 편안한 자세를 취하고 있다고 추정된다면 조직을 저항 지점까지 늘리고 고객에게 이 지점이 어디인지 안내해야 한다.
    2. 최소 30초 이상 이 자세를 유지하며 고객이 정상적으로 호흡하도록 유도한다.

3. 고객이 자신의 스트레칭 범위 이상 지점까지 할 수 있도록 도와주거나, 1단계와 2단계를 반복하면서 스트레칭 범위를 부드럽게 증가시킨다.

맺음말

고객에게 가장 적합한 스트레칭 형태를 찾았다면, 그것을 다른 신체 부위에 적용하기 위해서는 3부의 관련 각 장을 확인하라. 예를 들어 하지에 문제가 있는 고객을 치료하는 경우 5장을 참조하라. 상지를 늘려야 하는 고객에 대해서는 6장을 참조하고 목이나 등에 문제가 있는 고객을 치료할 때는 7장을 참조하라. 각 장의 시작 부분에서 해당 장의 모든 관련 근골격 질환에 대해 능동적 및 수동적 스트레칭을 시키는 자세를 보여 주는 표를 찾을 수 있다. 이는 제1장에 열거되어 있다. 또한, 4장을 참조해도 좋을 것이다. 여기서는 일반적으로 사용되는 STR 및 MET, 두 가지 형태의 고급 스트레칭을 설명한다.

간단한 질문

1. 능동적 스트레칭을 정의하라.
2. 수동적 스트레칭을 정의하라.
3. 고객에게 처음으로 능동적 스트레칭을 처치할 때, 쉬운 스트레칭 한두 가지만 알려주는 것이 왜 중요하다고 생각하는가?
4. 능동적 스트레칭과 수동적 스트레칭 모두 최소 몇 초간 유지하여야 하는가?
5. 고객의 상 · 하지에 수동적 스트레칭을 적용할 때, 스트레칭 자세를 잡기 전에 상 · 하지를 어느 지점으로 놓아야 하는지 어떻게 알 수 있는가?

4

고급 형태의 스트레칭

3부에 제시된 스트레칭은 주로 능동적, 수동적인 스트레칭이다. 그럼에도 불구하고, 머슬에너지테크닉(MET)과 연부조직 이완(STR)이라는 이 두 가지 고급 형태의 스트레칭을 고려하는 것이 바람직하다. 왜냐하면 이 두 가지 모두 본문에서 논의된 근골격계 질환 중 일부를 치료할 때 유용하기 때문이다. 기본적으로 MET는 부상 후 재활의 초기 단계에서 고객과 함께 작업할 때 도움이 되는 반면, STR은 만성적으로 근육이 경직된 고객에게 더 적합할 수 있다. 이 장의 목적은 MET와 STR 수행에 대한 자세한 정보를 제공하는 것이 아니라, 일단 능동 및 수동 스트레칭을 사용할 수 있는 능력이 있다면, 그때 탐구하면 좋은 매우 유용한 기법이 있음을 강조하기 위함이다. 이 장은 이 두 가지에 대한 개요를 제공한다.

머슬에너지테크닉(MET)

대중적으로 단순히 MET로 알려진 머슬에너지테크닉은 스포츠 마사지 치료사, 스포츠 치료사, 정골의학사, 그리고 몇몇 물리치료사, 카이로 프랙터 그리고 피트니스 전문가 들이 흔히 사용하는 스트레칭의 한 형태다. 이 기술에는 표준화된 정의가 없으며, 이는 파트너가 제공하는 저항력에 대한 고객의 근육의 능동적 수축과 관련이 있다. 1950년대 후반과 1960년대 초반에 정골의학 테크닉으로 시작된 이 스트레칭 방법은 현재 수많은 변형과 적용이 이루어지고 있다.

MET는 특히 짧아지기 쉬운 자세 유지 근육의 길이에 도움이 된다고 여겨진다. 이론적으로, 치료사가 생성하는 저항에 대해 고객이 수행하는 능동적 수축은 등척성 수축이므로 근육 강화에 도움이 될 수 있다. 또한, 한 근육 그룹의 수축은 반대 근육 그룹의 긴장을 감소시키고, 따라서 MET는 경련을 극복하는 데 도움이 될 수 있다. 근육이 늘어나기 전에 수축할 때 고객이 사용해야 하는 힘의 정도에 대한 논쟁이 있다. 비록 낮은 수축 수준을 장려하지만, 확실히 고객이 최대 발휘할 수 있는 힘의 25% 이하가 되어야 된다. 이는 특히 부상 후 재활의 초기 단계에서 기술을 사용할 경우, 5%까지 낮은 수준이 가장 적절하다. MET는 종종 펄싱(pulsing)

운동(pulsed MET로 알려져 있음)과 함께 사용되는데, 이를 옹호하는 사람들은 국소 부종을 줄이는 데 도움이 된다고 주장한다. 따라서 MET는 다음과 같은 상황에서 사용된다.

- 특히 속근보다는 자세 유지근으로 여겨지는 근육을 스트레칭시키기 위해
- 근육 강화
- 근육 이완, 특히 근경련 치료에 유용
- 올바른 근육 기능 회복에 도움
- 국소 부종을 줄이기 위해

이 기법의 단점은 여러 가지로 응용될 수 있어서, 각각의 사용 방법과 시기를 익히는 훈련이 요구된다. 자세한 내용은 『머슬 에너지 테크닉(Muscle Energy Techniques)』(L. Chaitow, Churchill Livingstone, 2001)을 참조한다. 기본 MET 기법에 대한 8가지 변형이 설명되며, 이 기법의 사용 방법과 시기에 대한 정보와 여기에 기술된 기본 MET 프로토콜이 기반이 된다. 『촉진 스트레칭(Facilitated Stretching)』(E. McAtee와 J. Charland, Human Kinetics, 1999) 또한 MET 스트레칭을 수행하기 위한 좋은 원천이 될 수 있다.

기본 MET 프로토콜

기본 MET 프로토콜은 다음과 같다.

1. 당신과 고객 모두 편안한 위치에 자리를 잡는다. 한계 지점까지 근육을 스트레칭한다. 이때 근조직의 저항력을 증가시켜 근육이 더 늘려지는 것을 느낄 수 있을 것이다. 이 한계지점이 당신이 스트레칭을 시작하는 지점이다. 이 장벽에 도달하는 즉시 고객에게 알려달라고 말하라. 이는 고객이 가벼운 스트레칭감을 느낄 수 있는 지점이다. 이 모든 과정은 고통이 없어야 한다.
2. 고객에게 자신의 근육을 수축시켜 달라고 한다. 파트너는 이 수축에 저항하는 반면, 고객 근력의 최대 25%를 사용하고, 가벼운 스트레칭을 느낀다. 스트레칭되는 신체 부위를 유지하여 스트레칭하려는 근육의 등척성 수축이 효과를 발휘하도록 한다. 이때 저항하는 수축의 수준을 설정하는 것은 고객이지, 그 반대가 아니라는 것을 인지하는 것이 중요하다. 고객들이 결코 당신의 힘에 저항해서는 안 된다. 당신이 고객의 힘에 저항해야 한다. 또한, 재활의 일환으로 사용될 때 고객들에게 최대 힘의 5%까지 매우 낮은 수준의 수축을 하도록 지시해야 한다.
3. 약 10초 후에 고객에게 긴장을 풀게 하고, 3초에서 5초 이내에 신체 부위를 부드럽게 스트레칭으로 더 편안하게 하여 새로운 장애물 위치를 찾도록 한다. 절차를 최대 두 번 더 반복하기 전에 몇 초 동안 이 자세를 유지하라.

고객에게 근육을 10초 이상 수축시켜 달라고 부탁하거나, 스트레칭을 하기 전 몇 초 동안 기다리는 치료사를 볼 수 있다. 많은 치료사들은 연부조직의 이완을 목표로 하면서 최종 스트레칭 자세에서 고객의 팔다리를 한동안 붙잡고 있다. MET 스트레칭에는 많은 변형들이 있는데, 여러분에게 어떤 것이 효과가 있는지 알아보길 권한다.

MET 시작하기

MET에 대한 간략한 설명을 하는 이유 중 하나는 6장과 7장에서 제공하는 수동적 스트레칭의 예들이 모두 여기에 기술된 기본 MET 프로토콜을 적용하기 위한 시작 자세들이기 때문이다. 예를 들어 이 기본 MET를 햄스트링에 적용하려면 다음 단계의 프로토콜을 사용하라.

1. 여기에 제시된 수동적 스트레칭 자세 중 하나를 고객에게 적용하라.
2. 고객에게 발가락으로 당신의 허벅지(a)나 손(b)을 밀기 위해 25%의 힘을 사용하라고 요구하라. 고객의 발목이 구부러지고 종아리 근육이 수축할 것이다.
3. 이 수축을 10초간 지속한다. 그 후 고객의 긴장을 풀게 한 후 3초에서 5초 이내에 발과 발목을 부드럽게 배측 굴곡시키고 새로운 저항 한계점에 도달하게 한다.

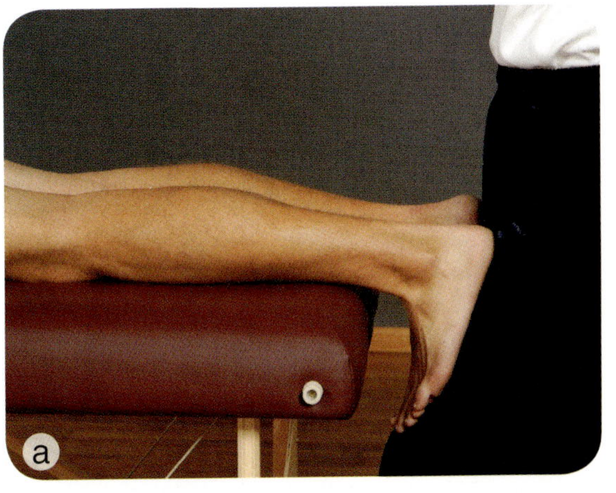

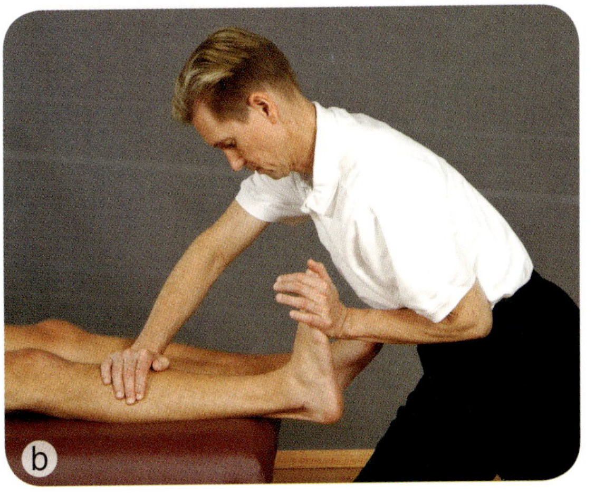

연부조직 이완

연부조직 이완(STR)은 MET와 사뭇 다르다. 이러한 형태의 스트레칭은 먼저 스트레칭할 근육을 짧게(연장하는 것이 아니라) 한 다음, 근육을 스트레칭하기 전에 수동적으로 짧아진 근육을 기시점에 가깝게 또는 고정하는 것을 포함하며, 근육이 수동적으로 늘어날 때 이 고정 상태를 유지한다. 이러한 고정점을 근육의 원위부 정지점에 점점 더 가깝게 배치하면 각 움직임으로 길어질 수 있는 조직의 양이 감소하게 되며, 그 결과 근육의 특정 국소 부위로의 스트레칭을 하게 되는데, 이는 만성적으로 경직된 근육을 가진 고객들을 처치할 때 유리할 수 있다.

STR의 장점은 다음과 같다.

- 압박과 스트레칭은 연부조직의 신장 및 ROM의 증가를 촉진한다.
- 능동적으로 또는 수동적으로 수행될 수 있다(모든 STR 스트레칭을 능동적으로 수행할 수 있는 것은 아님).
- 능동적으로 수행할 때 필요한 도구는 테니스공뿐이다.
- 마사지 시퀀스에 쉽게 통합될 수 있으므로(수건을 통해 수행될 수도 있음), 고객의 재활이나 유지 방법 보수 프로그램의 일환으로 마사지를 할 때 유용할 수 있다.
- 통증유발점 고정 및 치료에 사용할 수 있다.

STR의 단점은 다음과 같다.

- 치료사들은 여러 형태의 기술들을 배워야 할 필요가 있다.
- 모든 고객(예: 쉽게 멍이 들거나 피부가 연약한 고객)에게 사용할 수 있는 것은 아니다.
- 너무 강하게 사용하면 일부 고객에게 DOMS와 유사한 통증을 유발할 수 있다.

기본 STR 프로토콜

1. 늘려야 할 근육을 짧게 한다. 이것은 능동적으로 또는 수동적으로 행해질 수 있다.
2. 근육의 기시에 가까운 지점을 짚고 엄지손가락, 주먹, 전완부 또는 팔꿈치를 이용하여 스트레칭하려는 조직을 고정시킨다(고정 또는 잠금/효과 차이가 있음). 관절을 압박해서는 안 된다.
3. 이 고정점을 유지하면서 능동적으로 또는 수동적으로 이 근육들을 스트레칭해 준다.

이것을 실제로 어떻게 적용하는지 보려면 다음 장을 참조하라.

STR 시작하기

좋아리 근육을 예로 다시 사용하면 이 기법을 MET와 비교하는 데 도움이 될 것이다.

1. 종아리의 경우 (a)에 나온 것처럼 의뢰인의 발과 발목을 마사지 베드에서 편하게 두면 발목은 자연스럽게 저측 굴곡하고 종아리 근육은 단축된 자세가 된다.
2. 무릎관절(b)을 피해 종아리의 원위부에 가깝게 고정시킨다.
3. 이 고정점을 유지하면서 허벅지를 사용하여 종아리 근육의 근막 조직을 부드럽게 스트레칭시킨다.

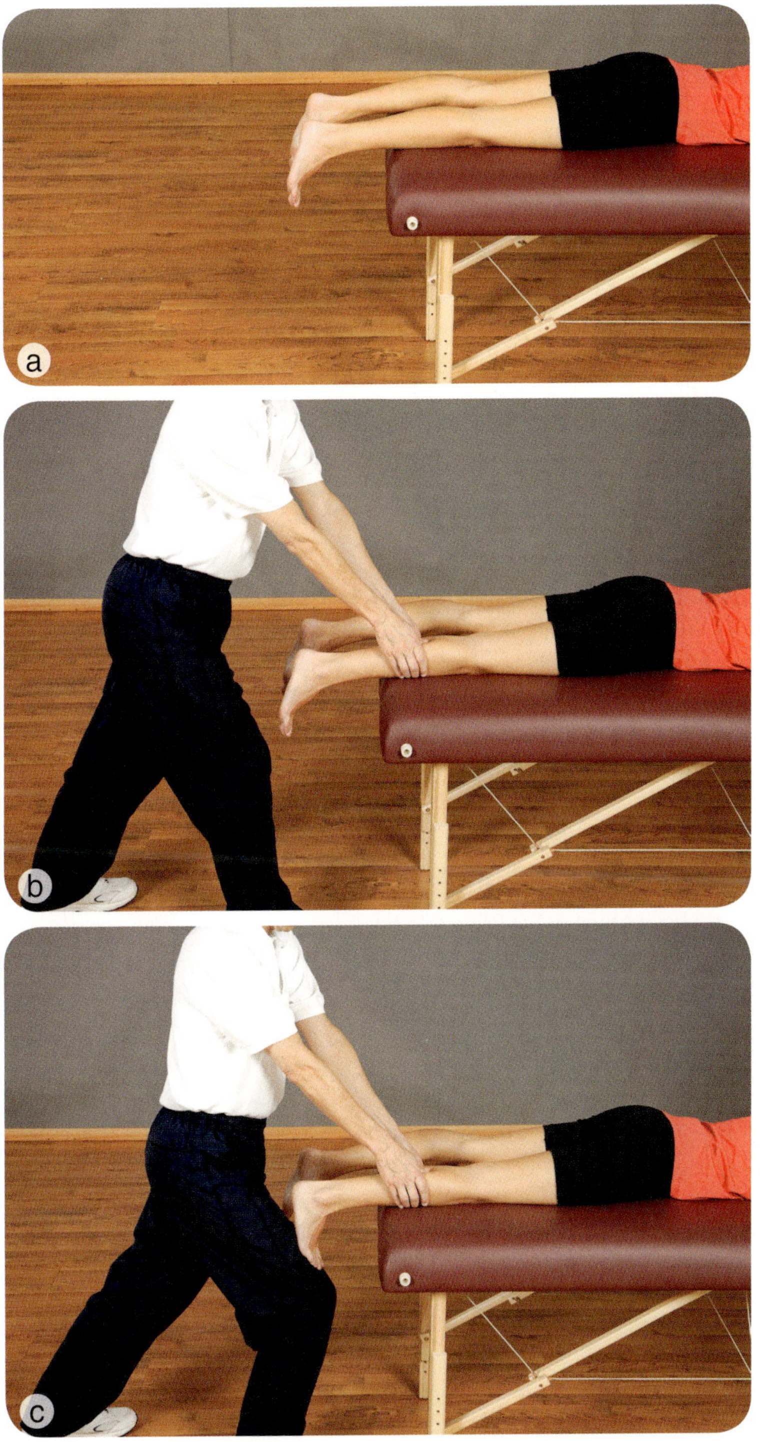

STR은 고객이 부상으로 인해 관절 가동범위에 제한이 있을 때 유용한 스트레칭이다. 하지만 고객의 관절 가동범위 끝까지 신장하는 것은 바람직하지 않을 수 있다. 또한 섬유화된 조직의 영역을 치료할 때 매우 유용한데, 이를 제대로 치료하지 않으면 스트레칭이 원활히 되지 않을 것이다. 자세한 내용은 『연부조직 이완법(Soft Tissue Release)』(J. Johnson, Human Kinetics, 2009)을 참조하라.

맺음말

이제 두 가지 다른 형태의 스트레칭을 소개했고, 3부의 모든 수동적 스트레칭이 MET 스트레칭을 사용할 수 있는 출발점 역할을 한다는 것을 배웠는데, 여기에 나와 있는 간단한 MET 프로토콜을 따르고 싶다면 기억해 두는 것이 좋다. 그러나 다른 형태의 스트레칭과 마찬가지로 MET와 STR 모두에 가장 효과적인 스트레칭 프로토콜을 확립하기 위해서는 아직도 많은 연구가 필요하다.

간단한 질문

1. MET 전에 근육에 적극적 수축을 할 때 고객에게 얼마나 많은 힘을 사용하라고 지시하는가?
2. MET 스트레칭의 출발점으로 이 책의 설명과 사진을 사용하고자 한다면, 능동적 스트레칭을 선택할 것인가, 수동적 스트레칭을 선택할 것인가?
3. STR은 MET와 어떻게 다른가?
4. STR을 수행할 때 조직을 어떻게 잠글 수 있는가?
5. MET와 STR에 관한 상세한 정보를 제공하는 유용한 책 세 권을 열거하라.

PART III

스트레칭 구현

이 파트에서는 1장에 열거된 근골격계 질환을 앓고 있는 고객을 치료할 때 사용할 능동적 및 수동적 스트레칭의 사진과 설명을 볼 수 있다. 3부는 5장(하지 스트레칭), 6장(상지 스트레칭), 7장(몸통 스트레칭)의 3장으로 구성되어 있다. 각 장은 스트레칭이 제공되는 질환을 나열한 표로 시작하고, 이러한 질환들이 능동적인지 수동적인지에 따라 그룹화한다. 일관성을 위해, 동적인 스트레칭을 항상 먼저 제시한다. 물론 아급성 부상을 입은 고객을 치료할 때는 동적 스트레칭이 가장 안전하지만. 이것은 그들이 항상 먼저 사용되어야 한다는 것을 의미하지는 않는다.

스트레칭은 그 유용성과 적절성에 기초하여 선택되었고, 당신에게 효과적일 수 있는 다양한 스트레칭 방법에 대한 아이디어를 제공한다. 이 장을 읽음으로써 치료의 일환으로 시행할 수 있는 일부 수동적 스트레칭에 대한 추천뿐만 아니라 그들의 홈케어 패키지의 일부로 사용할 수 있는 능동적인 스트레칭을 고객에게 제공할 수 있는 영감을 받을 것이다. 여기서 제공되는 스트레칭을 실현해 본다면, 틀림없이 선호하는 방법을 발견할 것이다. 이 스트레칭들 중 일부는 당신이 선호할 것이다. 다른 사람들은 그렇지 않을 수도 있다. 필요에 맞게 조정하고, 더 적합하다고 생각하는 것을 고안하라.

5

하지 스트레칭

이 장에는 하지에 영향을 미치는 질환을 치료하기 위한 57개의 스트레칭(33개의 능동 및 24개의 수동)이 있다. 표 5.1은 어떤 스트레칭이 제공되는지를 보여 준다. 여기서 발목 염좌나 서혜부 좌상과 같은 부상을 입은 고객들의 재활에 도움이 될 수 있는 스트레칭과 만성적 종아리 · 햄스트링 경직과 같은 더 장기적인 질환을 발견할 수 있다. 발목 골절, 무릎 수술 등 보다 심각한 질환이 발생한 후 행할 수 있는 스트레칭에 대한 정보도 제공된다.

참고: 각 질환에 대해 이 표에 나열된 스트레칭만을 사용할 수 있거나 사용해야 하는 것은 아니다. 각 섹션에서 종종 이 장의 다른 부분에 표시된 스트레칭을 포함하도록 스트레칭을 수정하기 위한 팁이나 권고사항을 찾을 수 있다. 각 병리에 대한 추가적인 유용한 스트레칭은 표 5.1의 진한 갈색 글자로 표시된다. 그림 번호는 스트레칭을 나타낸다.

표 5.1 하지 스트레칭

	능동적	수동적
발과 발목		
발목 염좌: 급성	권장되지 않음	권장되지 않음
발목 염좌: 아급성	그림 5.1, 70쪽 그림 5.2, 71쪽 **그림 5.17, 78쪽**	권장되지 않음
아킬레스 건염: 급성	권장되지 않음	권장되지 않음
아킬레스 건염: 아급성 또는 만성	그림 5.3, 72쪽 그림 5.4, 72쪽	그림 5.5, 73쪽 그림 5.6, 73쪽 **그림 5.14, 77쪽**
발목 골절: 급성	권장되지 않음	권장되지 않음

	능동적	수동적
발과 발목		
발목 골절: 아급성	의학적 승인을 받은 후 아급성 발목 염좌 치료 그림 5.1, 70쪽 그림 5.2, 71쪽 그림 5.17, 78쪽	권장되지 않음
경직된 발목	그림 5.7, 75쪽 그림 5.8, 75쪽 그림 5.9, 75쪽 그림 5.10, 76쪽 그림 5.11, 76쪽 그림 5.12, 76쪽 그림 5.13, 77쪽 그림 5.3, 72쪽 그림 5.4, 72쪽	그림 5.14, 77쪽 그림 5.15, 77쪽 그림 5.16, 77쪽 그림 5.5, 73쪽 그림 5.6, 73쪽 그림 5.20, 78쪽
족저근막염	그림 5.17, 78쪽 그림 5.18, 78쪽 그림 5.19, 78쪽 그림 5.7, 75쪽 그림 5.8, 75쪽 그림 5.10, 76쪽 그림 5.11, 76쪽 그림 5.12, 76쪽	그림 5.20, 78쪽 그림 5.5, 73쪽 그림 5.6, 73쪽
무릎과 다리		
종아리 근육 염좌: 급성	권장되지 않음	권장되지 않음
종아리 근육 염좌: 아급성	아급성 발목 염좌에 대한 치료 그림 5.7, 75쪽 그림 5.11, 76쪽 그림 5.12, 76쪽	권장되지 않음
신스프린트(정강이통증)	그림 5.9, 75쪽	그림 5.21, 80쪽 그림 5.22, 80쪽
경직된 종아리 근육	그림 5.11, 76쪽 그림 5.12, 76쪽 그림 5.3, 72쪽 그림 5.4, 72쪽	그림 5.23, 81쪽 그림 5.5, 73쪽 그림 5.6, 73쪽 그림 5.14, 77쪽
종아리 경련	그림 5.7, 75쪽 그림 5.3, 72쪽 그림 5.8, 75쪽 그림 5.10, 76쪽 그림 5.11, 76쪽 그림 5.12, 76쪽	그림 5.5, 73쪽 그림 5.6, 73쪽 그림 5.14, 77쪽
무릎 골관절염	그림 5.24, 83쪽 수중에서 하지 스트레칭이 도움이 됨	그림 5.24, 83쪽 그림 5.25, 83쪽

	능동적	수동적
무릎과 다리		
발목 골절: 아급성	의학적 승인하에 그림 5.26, 84쪽 **그림 5.24, 83쪽**	그림 5.27, 84쪽
엉덩이와 허벅지		
햄스트링 염좌: 급성	권장되지 않음	권장되지 않음
햄스트링 염좌: 아급성	**그림 5.7, 75쪽** **그림 5.10, 76쪽** **그림 5.26, 84쪽**	권장되지 않음
경직된 햄스트링	그림 5.28, 86쪽 그림 5.29, 87쪽 그림 5.30, 87쪽 그림 5.31, 87쪽 **그림 5.7, 75쪽** **그림 5.10, 76쪽** **그림 5.26, 84쪽** **그림 5.11, 76쪽**	그림 5.32, 88쪽 그림 5.33, 88쪽 그림 5.34, 88쪽
햄스트링 경련	**그림 5.3, 72쪽** **그림 5.7, 75쪽** **그림 5.10, 76쪽** **그림 5.11, 76쪽** **그림 5.12, 76쪽**	그림 5.35, 89쪽 그림 5.36, 90쪽
서혜부 염좌: 급성	권장되지 않음	권장되지 않음
서혜부 염좌: 아급성	그림 5.37, 91쪽 그림 5.38, 91쪽 그림 5.39, 91쪽	권장되지 않음
경직된 내전근	그림 5.40, 92쪽 그림 5.41, 92쪽 **그림 5.37, 91쪽** **그림 5.38, 91쪽** **그림 5.39, 91쪽**	그림 5.42, 93쪽 그림 5.43, 93쪽
경직된 대퇴사두근	그림 5.44, 94쪽 그림 5.45, 94쪽	그림 5.46, 95쪽 그림 5.47, 95쪽
경직된 고관절 굴곡근	그림 5.48, 96쪽 그림 5.49, 96쪽 그림 5.50, 97쪽	그림 5.51, 97쪽 그림 5.52, 97쪽
장경인대 증후군(러너 무릎)	그림 5.53, 98쪽 **그림 5.55, 99쪽** **그림 5.56, 99쪽**	그림 5.54, 98쪽 **그림 5.57, 100쪽**
이상근증후군	그림 5.55, 99쪽 그림 5.56, 99쪽	그림 5.57, 100쪽

발목 염좌

발목 염좌는 발목 관절의 측면 또는 내측에서 인대가 움푹 파여지고 찢어지는 경우가 있으며, 때로는 관절 캡슐의 앞쪽이 손상된다. 가장 흔한 형태의 염좌는 측면 인대가 손상된 안쪽 번짐 염좌이다. 발목의 중간 부분에 강한 삼각인대가 찢어지는 외번 염좌는 흔하지 않는다. 심각한 내번 염좌에서는 단비골근의 정지부로부터 비틀려질 때 다섯 번째 중족골에 개방성 골절이 발생할 수 있다. 심한 외번 염좌로 발의 급격한 외번이 뼈의 그 끝을 부수거나 때리면 비골의 원위 말단에 손상이 발생하는 경우가 있다.

급성

급성 발목 염좌에는 모든 형태의 스트레칭을 금지한다.

아급성

주의해야 하며, 섬유질 유착이 덜 일어날 수 있고, 콜라겐 섬유를 재정렬하는 데 도움이 될 수 있으므로, 빠른 시일 내에 부드러운 스트레칭 프로그램을 시작하는 것이 중요하다. 그러나 안전상의 이유로 스트레칭은 체중지지가 아닌 움직임 상태여야 하며, 고객의 통증이 없는 범위 내에서만 수행되어야 한다.

능동적 스트레칭

그림 5.1은 발목 염좌의 재활에 가장 좋은 위치와 능동적인 움직임을 수행해야 하는 위치를 나

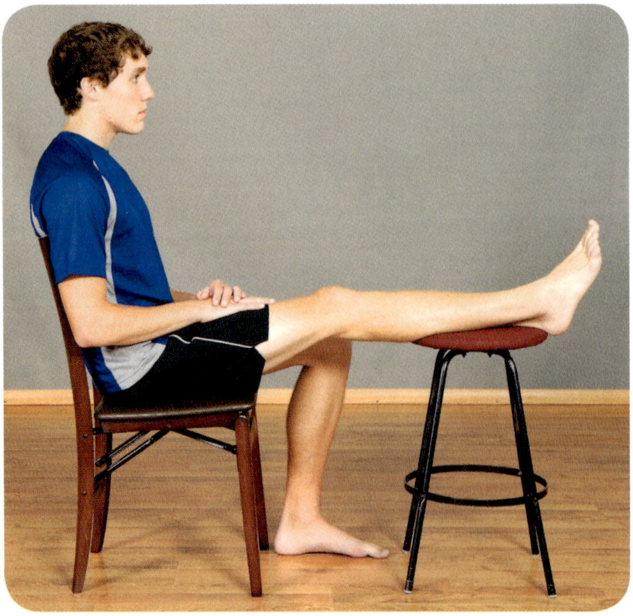

그림 5.1

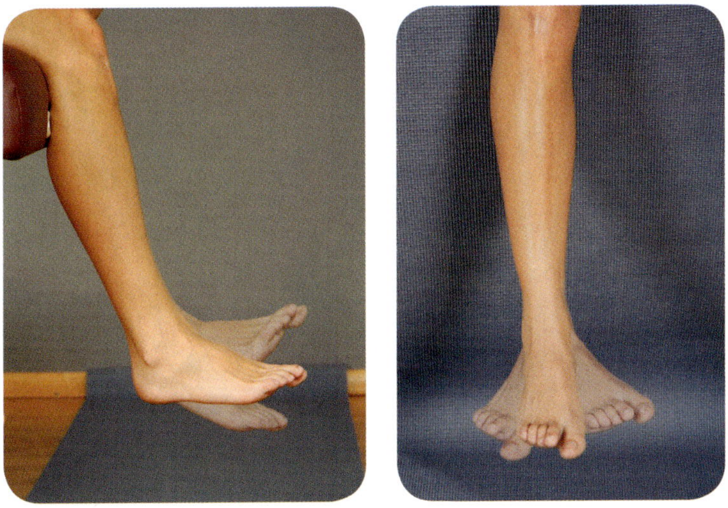

그림 5.2

타낸다. 그림 5.2는 회복이 필요한 발목의 4가지 움직임(배측 굴곡, 저측 굴곡, 내번과 외번)을 보여 준다.

치료의 목적은 고객이 발목의 운동 범위를 유지하고 개선하도록 돕는 것이다. 그림 5.1과 같이 발을 올린 상태에서 부드러운 배측 굴곡과 저측 굴곡을 수행하도록 고객에게 지시하고, 이것이 통증이 없는 범위 내에 있어야 함을 강조한다. 그 후에 내번과 외번의 움직임을 안내한다. 발목은 자연적으로 휴식 중에 저측 굴곡으로 떨어지므로 배측 굴곡과 저측 굴곡이 먼저 사용된다. 발이 자세를 유지하게 되면, 발목 관절의 뒷부분이 경직되고, 다리의 뒷부분에 있는 근육이 짧아질 수 있다. 대부분의 고객은 내번 및 외번의 움직임을 수행하기가 더 어렵다. 그러나 그것들은 관절의 운동 범위를 회복하는 데 도움이 되기 때문에 재활 과정의 일부 단계에 포함시키는 것이 중요하다.

TIP 근육의 긴 힘줄이 발목 관절을 가로질러 발목 ROM에 영향을 미치기 때문에 발가락, 특히 굴곡 근육들(그림 5.17에서와 같이)에 스트레칭을 포함시키는 것이 중요하다.

부상이 치료되면 고객은 종아리를 부드럽게 뻗을 수 있다(그림 5.8과 5.9 참조). 재활 프로그램의 일부로 스트레칭이 포함되지 않은 경우, 고객은 연부조직이 짧아지고 서로 붙으면서 발목 관절이 굳어질 수 있다.

아킬레스건 병증

체중지지를 피해야 하는 발목 염좌의 치료와는 달리, 여기서는 급성 및 만성 건 병증에 대해 안전할 수 있으며, 이 건은 현저하게 높은 힘을 견딜 수 있기 때문에 유리할 수 있다.

급성

염증이 있거나 통증이 심한 경우에는 과사용 부상이 급성으로 간주될 수 있다. 능동적인 스트레칭과 수동적인 스트레칭 모두 급성기에 제한된다.

아급성

이 단계는 통증과 염증(있는 경우)이 모두 가라앉았다는 점에서 급성 단계와 다르다. 부상은 자주 반복적인 움직임에 의해 가중되므로 운동을 제한할 수 있다.

능동적 스트레칭

그림 5.3은 지지를 위해 난간을 사용하여 계단이나 계단에서 매일 수행하기 쉬운 유용한 스트레칭을 보여 준다. 이러한 자세는 일부 치료 전문가들이 유익하다고 생각하는 종아리 근육의 편심성 하중을 발생시킨다.

쪼그리고 앉는 가자미근 스트레칭(그림 5.4)도 유용하며, 이 비교적 단단한 힘줄을 체중을 활용하여 가자미근과 동시에 스트레칭하는 데 도움을 준다.

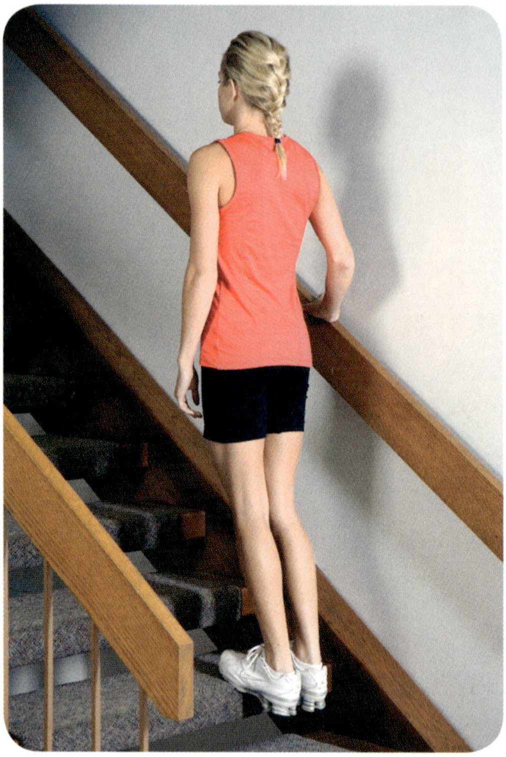

그림 5.3

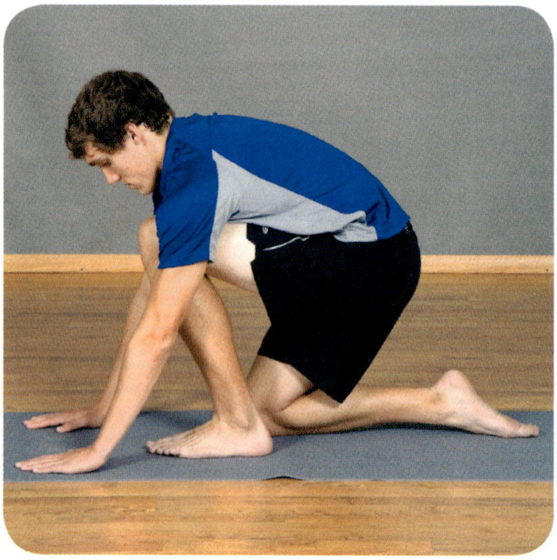

그림 5.4

수동적 스트레칭

엎드리기 쉬운 위치에서 비복근(그림 5.5)과 가자미근(그림 5.6)의 수동적인 스트레칭은 이 강한 건을 스트레칭하는 효과적인 방법이다. 그림 5.5에서 치료사는 허벅지를 사용하여 발목에서 배측 굴곡을 증가시키고 있는데 이는 손을 사용할 때 상당한 힘을 필요로 하는 동작이다. 그림 5.6에 표시된 스트레칭은 가자미근에 대한 스트레칭을 증가시키지만, 엎드린 자세를 취할 수 없는 고객 또는 스트레칭된 측면의 무릎에 문제가 있는 고객에게는 적합하지 않을 수 있다(이 특정 스트레칭은 무릎에 상당히 많은 압력이 가해진다).

도움이 될 수 있는 또 다른 스트레칭은 반듯이 누운 자세에서 발목을 수동적으로 배측 굴곡 하는 것이다(그림 5.14 참조). 그러나 이러한 스트레칭은 스트레칭을 활성화하는데 필요한 힘을 엎드린 자세에서 고객에게 적용하기가 더 어렵기 때문에 강하고 신체적으로 능동적인 사람들에게는 효과적이지 않을 수 있다.

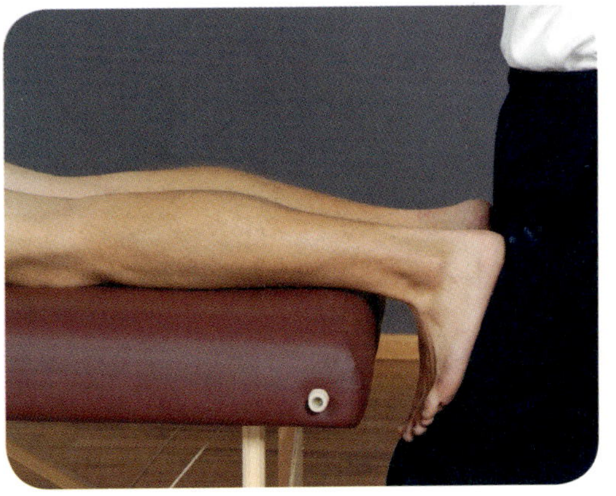

그림 5.5

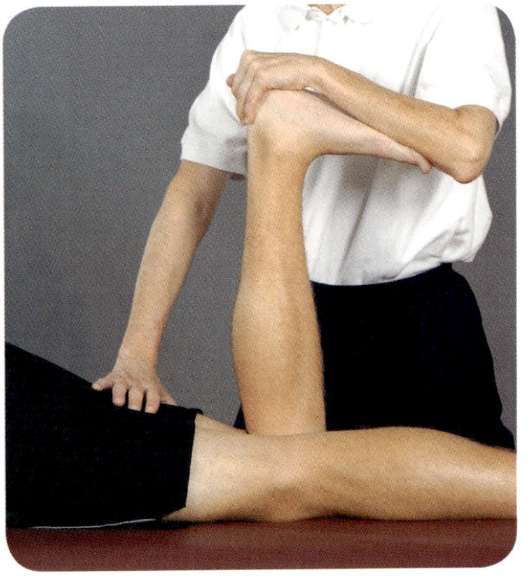

그림 5.6

발목 골절

발목 골절은 보통 외상성 부상이며 즉각적인 통증과 부기를 동반한다. 경골과 비골의 원위부 끝이 부러지거나 발목의 복숭아뼈가 깨질 수 있다. 일반적으로 관절 인대가 손상된다.

급성

발목 골절의 급성기에는 스트레칭을 금지한다.

아급성

아급성 단계에서는 통증과 부기가 감소하지만 발목이 치유되지 않았으므로 많은 주의가 필요하다.

능동적 스트레칭

합병증이 없고 의료적 승인이 있을 경우 움직임 범위를 유지하고 개선하기 위한 부드러운 움직임이 도움이 될 수 있다. 발목을 고정시킨 경우(예: 깁스나 보조기) 항상 움직임을 수행할 수 있는 것은 아니다. 단, 이동이 가능한 경우, 아급성 발목 염좌(70쪽)에 대해 치료한다. 고객에게 능동적인 가동범위 스트레칭을 수행하고(그림 5.2 참조) 체중을 지지하는 스트레칭을 피하도록 조언한다. 발목을 고정하면 발과 발가락뼈의 이동성이 감소하므로 그림 5.17과 같은 스트레칭을 제안하는 것이 도움이 될 수 있다.

TIP 환자가 발목을 부드럽게 움직일 수 있도록 의학적 승인을 받았음에도 불구하고, 환자는 종종 부상을 초래할 것이라고 믿어 두려워한다. 골절이 치료되고 경직된 발목을 치료하기 위한 스트레칭에 대한 아이디어가 필요한 경우 다음 섹션을 참조한다.

수동적 스트레칭

발목 골절에는 수동적 스트레칭이 권장되지 않는다.

경직된 발목

많은 사람들이 경직된 발목으로 인해 고통을 받는다. 이 상태는 좌식 생활 방식이나 수술로 인한 하지의 직접 고정으로 인해 발생할 수 있다. 때때로 고객들은 개입이 거의 없거나 전혀 없었던 이전 부상에서 발생한 경직성에 대해 불평한다. 기능은 회복되었지만 움직임 범위에는 제한이 있다.

능동적 스트레칭

능동적인 스트레칭은 고객이 신체 체중을 이용하여 조직의 스트레칭을 용이하게 할 수 있기 때문에 유용하다. 균형을 잃었거나 하지를 통해 무게를 지탱할 수 없는 고객의 경우, 앉은 자세에서 배측 굴곡은 종아리 근육(그림 5.7)과 가자미근(그림 5.8)을 스트레칭하는 데 도움이 되며, 반면에 저측 굴곡(그림 5.9)은 발목 관절 앞쪽을 스트레칭하는 데 도움을 준다. 이러한 스트레칭은 발목 관절의 운동 범위를 유지하는 데 도움이 된다.

그림 5.7에서 고객은 햄스트링을 포함하여 뒤쪽 허벅지 조직을 스트레칭하고 있음에 유의한다. 이 자세는 노약자나 좌식 생활자에게는 불편할 수 있으며, 이 경우 배측 굴곡은 의자에 앉은 상태에서 수행된다. 그림 5.7에서 스트레칭의 장점 중 하나는 배측 굴곡 근육을 결합시켜 이완과 스트레칭을 하는 저측 굴곡을 억제한다는 것이다.

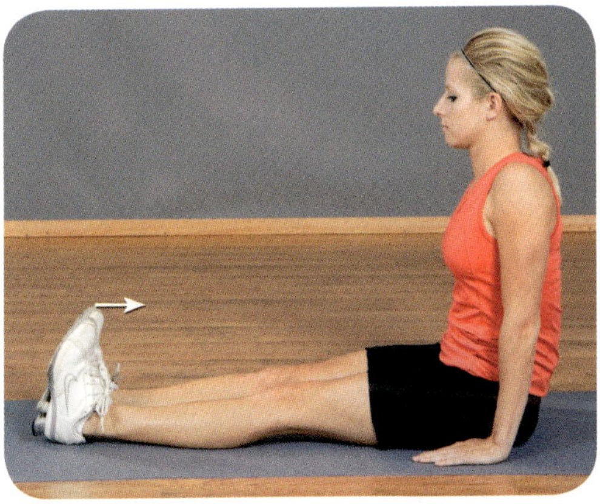

그림 5.7

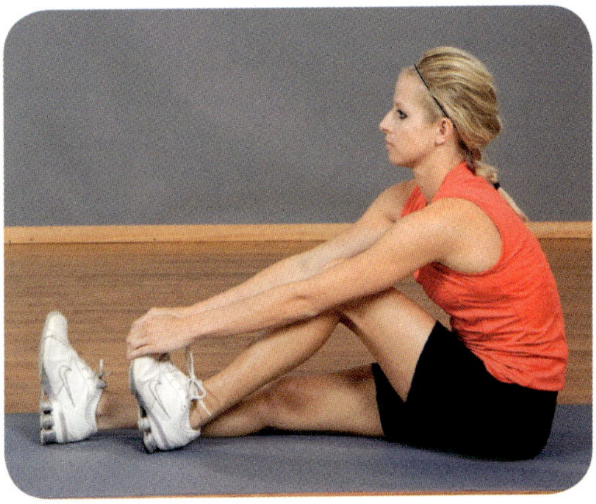

그림 5.8

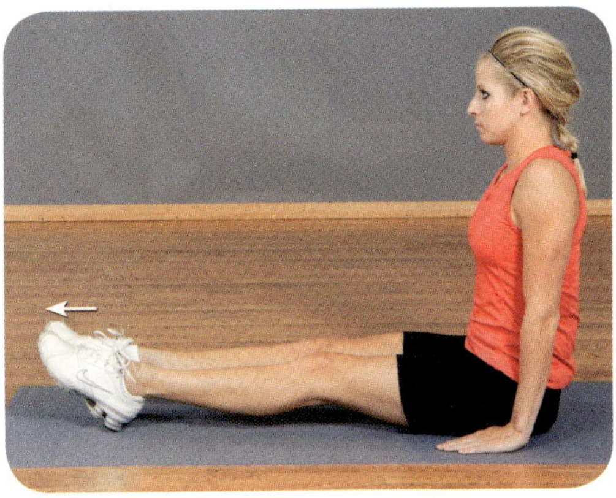

그림 5.9

일부 고객은 그림 5.8과 같이 발가락에 닿을 수 없다(예: 임산부, 과체중인 사람, 햄스트링이나 허리가 경직된 사람). 이와 같은 고객들은 발가락 주위에 수건을 활용하는 것이(그림 5.10) 도움이 될 수 있다.

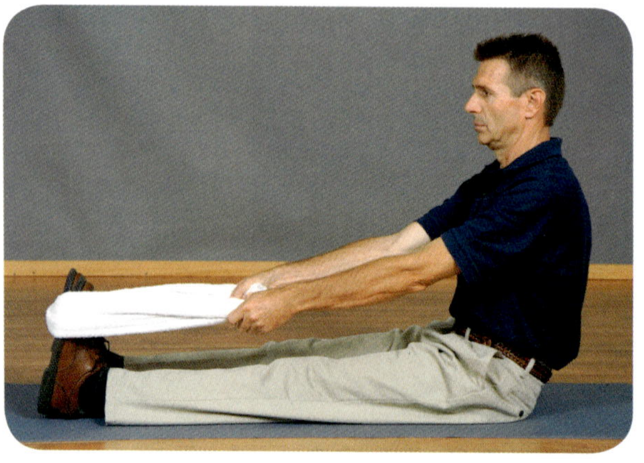

그림 5.10

그림 5.11과 5.12는 선 자세의 종아리 스트레칭을 보여 준다. 스트레칭을 할 때 무릎 관절을 약간 굽히면 가자미근에 스트레칭을 증가시킨다. 이 스트레칭이 쉽다고 생각하는 고객들은 그림 5.3과 5.4에 표시된 스트레칭을 시도할 수 있으며, 이 스트레칭은 가자미근과 아킬레스건에 더 큰 장력을 준다.

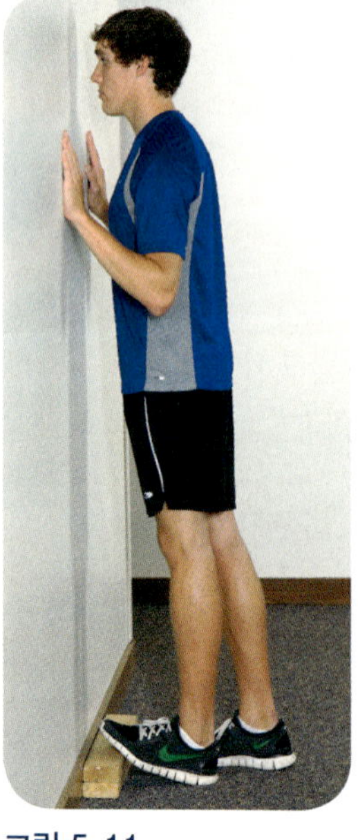

그림 5.11

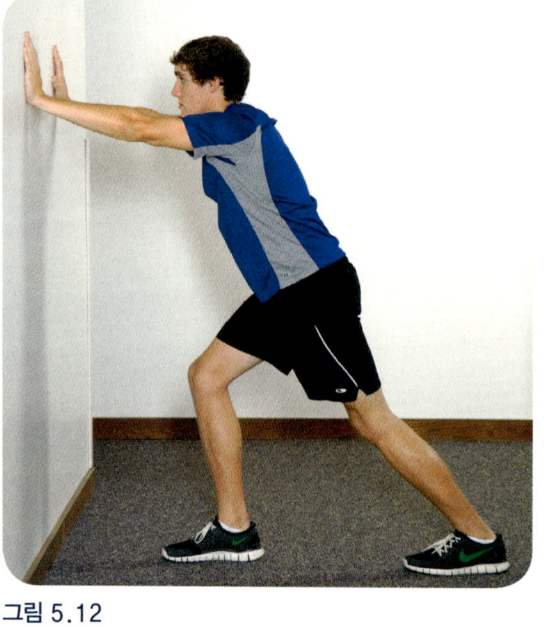

그림 5.12

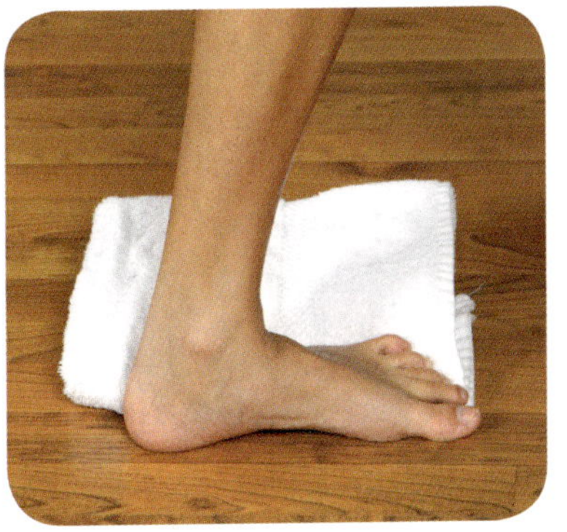

그림 5.13

발 옆면 아래에 수건을 놓고(그림 5.13), 이 위치에 서 있으면 (내번근의 스트레칭을 통해) 외번의 움직임을 증가시키는 데 도움이 된다.

수동적 스트레칭

수동적 스트레칭은 고객이 일정 시간 동안 체중을 지지하지 못하고 균형 감각을 잃어버린 경우에 유용하다. 반듯이 누운 자세에서 배측 굴곡(그림 5.14)과 부드러운 저측 굴곡(그림 5.15)이 도움이 되지만, 발목은 휴식할 때 자연스럽게 저측 굴곡으로 떨어지며, 이 위치를 사용할 때 이 관절의 앞쪽 측면의 부드러운 조직을 지나치게 늘리지 않는 것이 중요하다는 것을 기억한다.

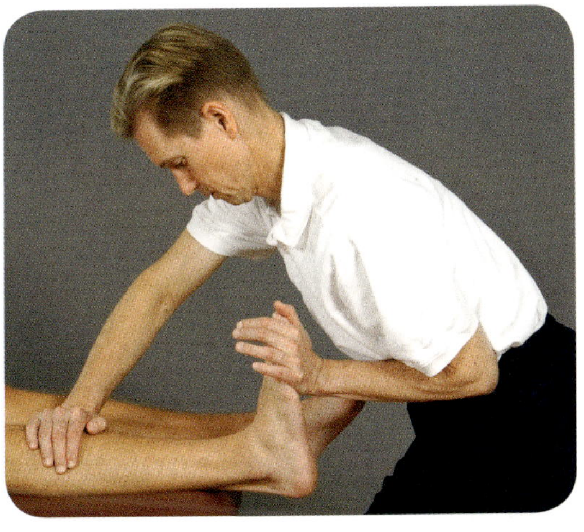

그림 5.14

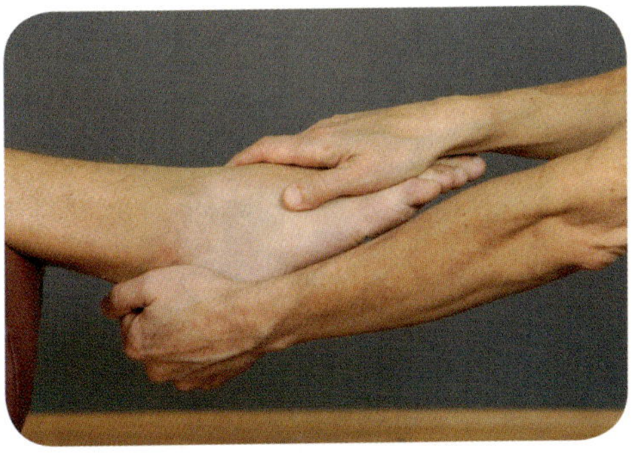

그림 5.15

TIP 이러한 스트레칭 중 하나를 적용할 때, 고객의 발을 마사지 베드 바로 옆에 놓으면 쉬게 된다.

세 번째 유용한 수동적 스트레칭은 고객의 측면에서 가장 잘 수행된다. 작은 수건을 접어서 그림 5.16에 표시된 것보다 약간 덜 두꺼운 패드를 만들어라.

또한 그림 5.5, 5.6 및 5.20에 설명된 수동적 스트레칭을 사용한다.

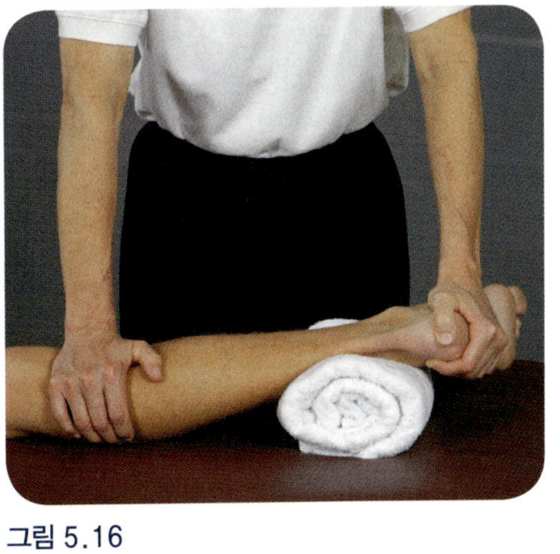

그림 5.16

족저 근막염

일반적으로 염증으로 오해되는 족저 근막염은 발바닥 근막의 미세손상으로 인한 것으로 매우 고통스럽다. 발바닥 근막은 종골을 통해 종아리의 근막과 연결되며, 하나의(즉, 발 또는 종아리) 조직을 스트레칭하면 다른 부위의 조직에서 신장성을 향상시킬 수 있다. 따라서 이 상태를 치료할 때 능동적 및 수동적 종아리 스트레칭을 포함하는 것이 유용하다(예: 그림 5.7, 5.8, 5.10~5.12 참조).

능동적 스트레칭

그림 5.17과 5.18은 발바닥 근막을 위한 두 가지 유용한 능동적 스트레칭을 보여 주고 있다. 그림 5.18에서 고객은 스트레칭을 용이하게 하기 위해 체중지지를 사용할 수 있다는 장점이 있지만, 일부 고객들과 급성 단계의 경우, 이것은 너무 불편할 수 있다. 세 번째 형태의 능동적 스트레칭은 고객이 골프공과 같은 단단한 공 위로 발을 천천히 굴리는 것이다(그림 5.19). 이것은 근막의 작은 부분을 늘려 전체적으로 유익한 효과를 줄 수 있다. 만약 이 스트레칭을 추천하기로 결정한다면, 고객이 앉은 상태에서 골프공 위에 서지 않고 발을 부드럽게 굴리도록 한다.

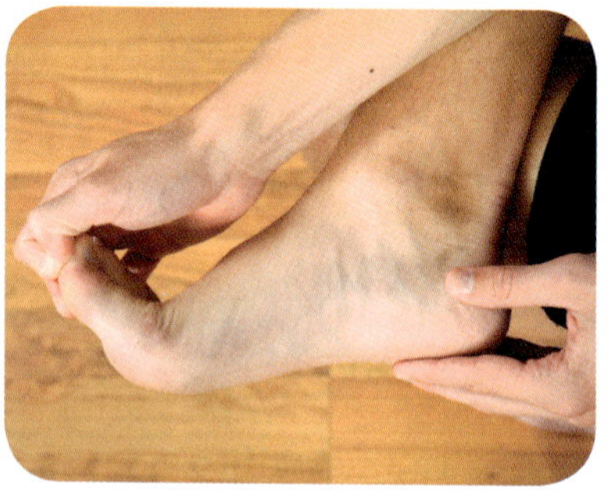

그림 5.17

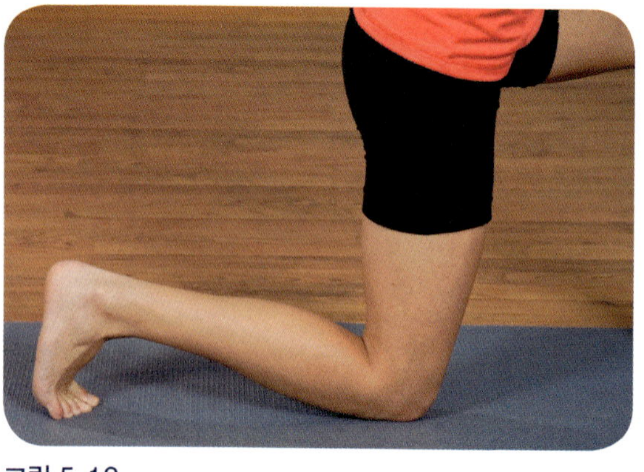

그림 5.18

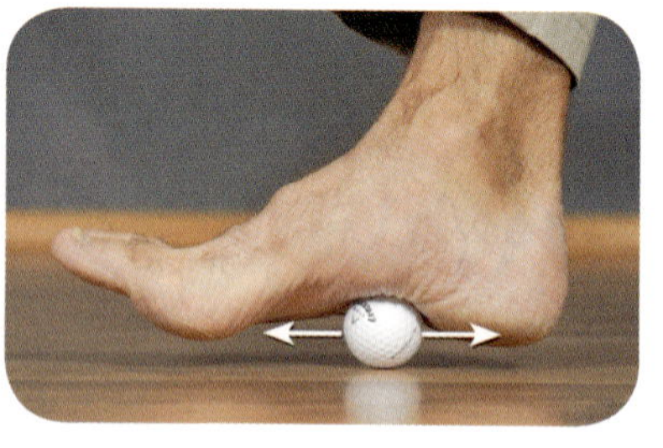

그림 5.19

수동적 스트레칭

발바닥 근막은 발바닥 부분을 덮고 있으며, 그림 5.20에서와 같이 발가락을 펴서 이 근막을 긴장시킨다. 발바닥을 마사지하는 것도, 손가락을 이용해 발허리뼈 머리의 부드러운 조직을 폈을 때 아프지 않다면 도움이 된다. 그림 5.5와 5.6의 스트레칭은 종아리 조직을 스트레칭하는 데 도움이 되며, 발바닥 근막의 불편함을 완화시킨다.

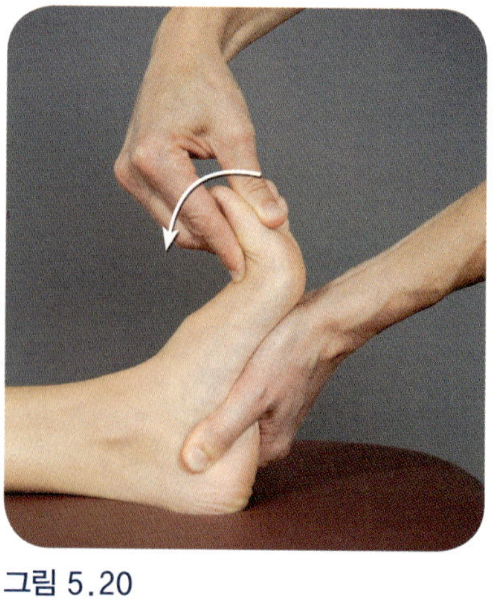

그림 5.20

종아리 근육 좌상

종아리 근육 좌상은 종아리의 근육 섬유가 찢어지며 비복근과 가자미근에 단독 또는 양쪽 모두에 발생할 수 있다. 좌상은 부분적 파열과 완전 파열로 찢어지는 것까지 심각성이 다양하다. 국소 통증과 부기는 찢어진 정도에 따라 증가하는데, 이는 발목의 굴곡 및 신전 기능에 제한이 생기는 것을 의미한다. 흉터 조직은 치유 과정의 일부로 놓여 있는데 그 양은 부상의 심각성과 고객이 받는 재활의 질에 달려 있다. 다량의 흉터 조직은 기능을 손상시킬 수 있다.

급성

염좌가 경미하다고 여겨지더라도, 급성 손상 단계에서는 모든 형태의 스트레칭을 피해야 하며, 이 기간 동안 조직은 복구 과정을 시작하는 것이 중요하다.

아급성

아급성 단계에서는 통증, 부기 및 염증이 가라앉는다. 이 단계에서는 조직이 아직 아물지 않고 지나치게 열을 가하면 근육에 손상이 생겨 치유 과정이 지연될 수 있으므로 스트레칭을 권할 때 신중해야 한다.

능동적 스트레칭

주의를 기울이면 고객이 통증이 없는 범위 내에서 능동적인 스트레칭을 사용할 수 있다. 그림 5.7과 같이 의자에 앉거나 다리를 뻗은 상태에서 체중지지가 없는 자세로 한 발목의 배측 굴곡은 스트레칭을 시작하는 좋은 자세이다. 치유 과정이 끝날 때쯤, 고객이 종아리가 특히 팽팽하다고 생각하면 그림 5.11 및 5.12와 같은 종아리 스트레칭으로 진행하는 것이 좋다. 종아리 좌상으로 인한 치료가 완료되기 전에 통증이 가라앉아도 스트레칭 중 하나라도 통증을 유발할 경우 고객이 멈추도록 권장해야 한다.

수동적 스트레칭

종아리 근육 염좌에는 수동 스트레칭이 권장되지 않는다.

정강이 통증증후군

앞쪽 정강이 통증증후군은 전경골근의 통증으로, 달리기와 같은 과도한 활동의 결과를 설명하는 데 사용되는 일반적인 용어이다.

능동적 스트레칭

간단한 능동적인 스트레칭은 발가락을 앞쪽으로 향하게 하여 발바닥을 굽히고 경골의 앞쪽을 스트레칭하는 것이다(그림 5.9).

수동적 스트레칭

연부조직 이완은 앞쪽 다리 조직의 긴장을 해소하는 데 도움이 된다. 근육을 수동적으로 단축하여 시작한다. 다음으로 근육에 기시점과 가까운 곳에서부터 부드러운 압력을 가하며(그림 5.21), 이 압력을 유지하면서 수동적으로 또는 능동적으로 발바닥을 구부려서 문제의 근육을 늘려라(그림 5.22). 이 작업을 완료한 후, 원위부 쪽으로 처음 압력을 가한 부위와 다른 지점을 선택하고, 근육을 단축한 다음 압력을 가하고, 발목을 굽히는 동안 이 압력을 유지하는 과정을 반복한다.

이 예에서 STR 사용 경험이 있는 치료사는 팔꿈치를 사용하여 경골의 전방을 부드럽게 압박하고 있다는 점에 유의한다. 만약 여러분이 이 기술에 익숙하지 않다면, 정강이를 덮고 있는 조직에 타박상을 입히지 않도록 엄지손가락을 사용하여 근육을 부드럽게 고정하는 것으로 시작하는 것이 좋다.

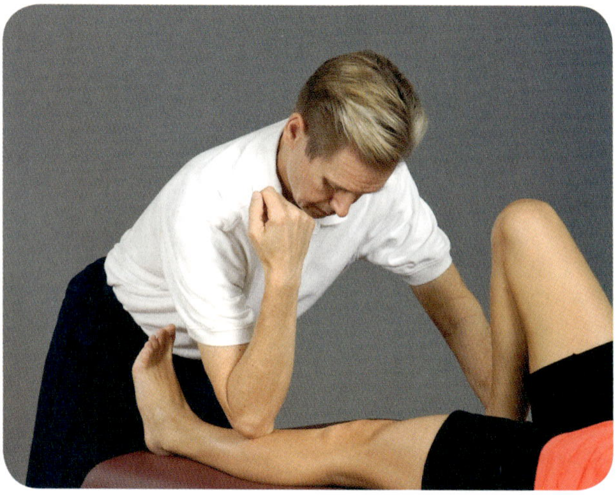

그림 5.21

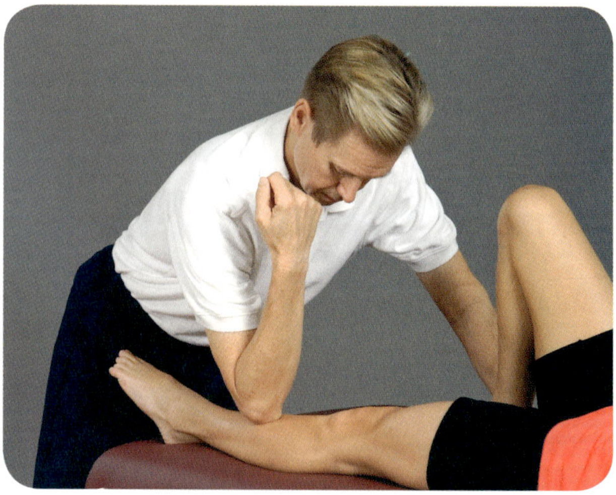

그림 5.22

TIP 안쪽 정강이의 통증이 스트레스 골절의 결과가 아님을 확인하는 것이 매우 중요하며, 이 경우 이 기법은 금기이다.

경직된 종아리 근육

많은 사람들이 종아리 근육의 경직으로 고생한다. 다리의 후방 근육은 발과 발목의 저측 굴곡뿐만 아니라 무릎의 굴곡(비복근), 발과 발목의 내번(전경골근과 후경골근), 발가락의 굴곡(장지굴곡근들)을 초래한다. 다리 근육을 사용하는 스포츠 활동을 하는 고객들이 하이힐을 신는 사람들(발목을 발바닥으로 굽히는 힘)과 마찬가지로 이러한 부분에서 긴장을 느끼기 쉽다는 것은 놀라운 일이 아니다. 또한 오랫동안 앉아 있는 고객들은 하지의 이 부분과 관련된 비복근과 근막이 짧아진 위치에 있기 때문에 이 부분의 조직이 짧아지는 것을 경험할 수 있다.

능동적 스트레칭

능동적 스트레칭은 고객이 체중을 이용하여 스트레칭을 용이하게 할 수 있기 때문에 수동적 스트레칭보다 압박감에 더 효과적이라고 주장할 수 있다. 좋은 스트레칭은 그림 5.11과 5.12에 표시된 서 있는 종아리 스트레칭을 포함한다. 만약 고객이 이러한 것들을 쉽게 발견한다면, 그림 5.3과 5.4에 표시된 스트레칭을 제안하며, 이 스트레칭은 가자미근의 조직에 더 큰 장력을 가하게 된다.

수동적 스트레칭

그림 5.5, 5.6, 5.14에서 볼 수 있는 발목의 배측 굴곡에 대한 스트레칭 외에도, 종아리에 대한 연부조직 이완법은 이 부위를 수동적으로 스트레칭하는 데 좋은 방법이다. 이 예에서(그림 5.23) 치료사는 전완을 이용하여 후방 종아리의 조직을 부드럽게 압박한다. 이렇게 하면서 종아리의 다른 위치로 이동한 후 다시 부드럽게 압박하기 전에 발과 발목을 배측 굴곡하도록 고객에게 요청한다.

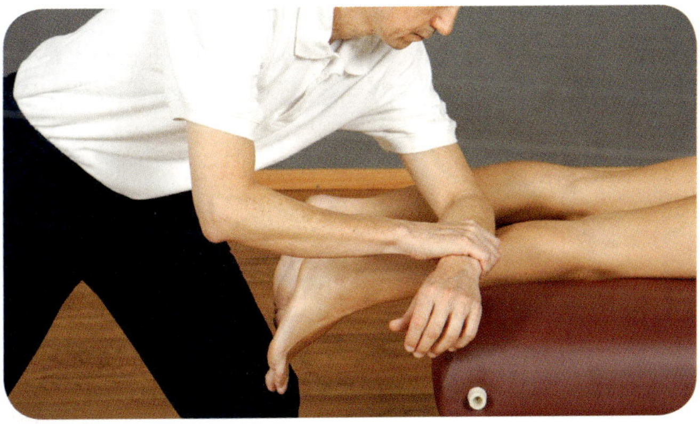

그림 5.23

종아리 경련

경련은 흔히 종아리 근육에서 느끼는 무의식적인 수축으로, 정확한 원인은 알 수 없다. 그것은 근육의 능동적 또는 수동적 단축으로 고통스러운 통증을 유발하며, 발목이 자연적으로 저측 굴곡 자세로 떨어지고, 밤에 종종 발생한다. 그것은 짧은 시간 안에 대체로 자연적으로 가라앉지만 그럼에도 불구하고 고통스럽고, 그 순간에는 기능이 제한된다.

능동적 스트레칭

종아리 경련으로 고통받는 많은 사람들은 일어서서 걸어 다니면 경련이 진정된다는 것을 알고 있다. 걷는 동안 발은 배측 굴곡이 되어 종아리 근육이 늘어난다. 경련에 대항하는 유용한 방법은 그림 5.7과 같이 발과 발목을 적극적으로 배측 굴곡 하고 종아리 근육의 수축을 억제하여 반대 근육 그룹을 수축시키는 것이다. 고객은 경련이 진정될 때까지 이 배측 굴곡을 유지해야 한다. 그러나 전체 운동 범위를 통해 발목을 배측 굴곡시키는 것은 어려울 수 있으므로 다른 스트레칭을 사용해야 할 수도 있다. 종아리의 경련을 완화시키는 데 도움이 되는 좋은 스트레칭의 예는 그림 5.3, 5.8, 5.10, 5.11 및 5.12에 나와 있다.

수동적 스트레칭

수동적 스트레칭은 마사지 치료 중 경련이 발생하거나 운동 경기 전후에 고객을 치료하는 경우에 유용하다. 고객이 엎드린 자세이면 그림 5.5 및 5.6에 표시된 스트레칭을 사용할 수 있다. 고객이 반드시 누운 자세인 경우 그림 5.14에 표시된 스트레칭을 사용한다.

무릎 골관절염

골관절염은 자연적 노화 과정의 일부로 활액관절의 유리연골(초자연골)이 퇴화하는 마모성 질환이다. 주로 엉덩이, 무릎, 요추 등 체중을 지지하는 관절에서 노인에게 흔히 발생한다. 상태가 악화되면서 점점 더 많은 유리연골이 마모되고 관절의 통증, 부기, 염증이 증가한다. 무릎 관절의 관절뼈를 덮고 있는 유리연골의 퇴행은 환자가 서 있을 때와 무릎 관절의 관절 표면이 함께 갈릴 때, 계단을 오르거나 내리는 것과 같은 체중지지 활동을 할 때 고통스럽다. 종종 그러한 환자들은 관절에 추가적인 근육 지지대를 제공한다는 목표를 가지고 대퇴사두근과 햄스트링을 강화하도록 고안된 연습에 참여하도록 권고된다. 이러한 운동에는 자전거 타기나 수영과 같은 비체중 부하 운동이 포함될 수 있다. 대퇴사두근과 햄스트링 근육을 스트레칭하면 운동의 결과로 근육에 축적된 긴장을 완화할 수 있다.

능동적 스트레칭

무릎에 작용하는 압력은 피할 필요가 있지만, 대퇴사두근과 햄스트링 근육을 부드럽게 펴는 것은 긴장 완화에 도움이 된다. 종종 관절은 부어오르고 움직이기가 고통스럽다. 스트레칭은 무릎의 골관절염에 대한 치료 그 자체는 아니지만, 스트레칭의 일부를 수행하는 데 필요한 움직임은 관절의 활액을 증가시키는 데 도움이 되며, 무릎 수술 전에 하지 강화 프로그램을 수행하는 환자들에게 발생할 수 있는 근육의 긴장을 극복하는 데 도움이 된다. 고객에게 그림 5.24와 같이 무릎을 구부리고 펴면서 반듯이 누운 상태에서 다리를 부드럽게 구부리고 펴도록 요청한다. 굴곡은 대퇴사두근을 스트레칭하는 데 도움이 되며, 신전 시에는 슬와근, 햄스트링, 비복근의 머리, 그리고 이러한 근육과 연관된 근막이 긴장된다.

체중 조절을 통해 무릎 관절 부하가 감소했기 때문에 안전하다고 판단될 경우, 환자들은 부드러운 무릎 굴곡과 물속에서의 신전을 연습하도록 권장할 수 있다.

수동적 스트레칭

먼저 그림 5.24와 같이 무릎 굴곡과 반듯이 누운 자세에서 고객을 보조하는 것으로 시작할 수 있다. 통증을 유발하지 않으면서 굴곡 위치에서 압력을 부드럽게 가한다. 또는 하지를 부드럽게 견인하면 무릎 관절을 포함한 모든 하지의 조직을 스트레칭하는 데 도움이 되며, 일시적인 완화를 제공할 수 있다. 이를 위해 그림 5.25와 같이 고객의 발목을 부드럽게 잡고 한 번에 한 팔씩 천천히 움직이다. 분명히 이것은 발목과 고관절을 견인하며 이들 중 하나에 영향을 미치는 급성질환이 있는 경우에는 수행할 수 없다. 자신에게 가장 적합한 손을 사용하는 방법을 발견하기 위해 실험한다.

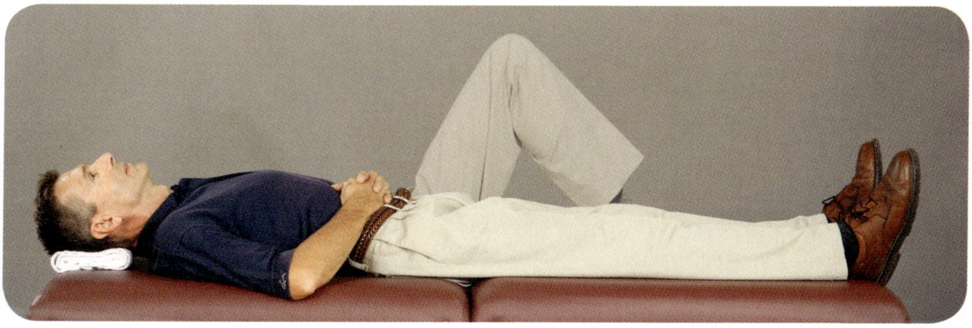

그림 5.24

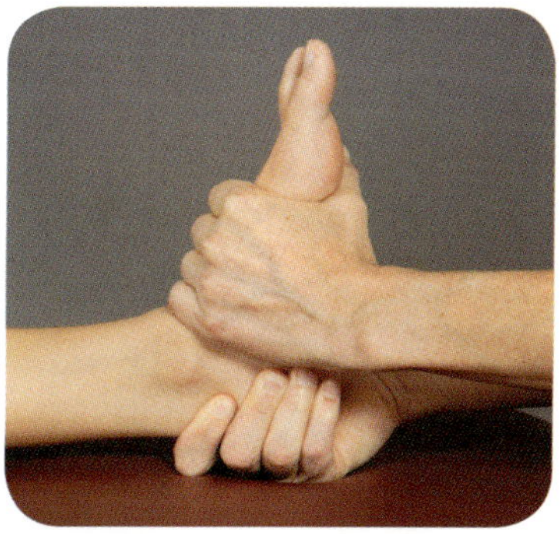

그림 5.25

무릎 수술 후

무릎의 전체 또는 부분적인 수술, 십자 인대 수술 또는 반월상연골 제거와 같은 상태로 무릎 수술을 받은 환자는 일반적으로 관절에 상당한 부기를 경험하며, 수술 후 고정될 수 있다. 따라서 이러한 환자들에게서 수술 후 무릎이 뻣뻣해지고 가동범위가 줄어드는 것은 드문 일이 아니다. 능동적인 스트레칭과 수동적인 스트레칭은 모두 유용하지만 의료적 승인을 받은 후에만 수행해야 한다.

능동적 스트레칭

환자가 통증이 없는 범위 내에서 능동적인 굴곡과 신전 운동은 무릎의 정상적인 가동범위을 회복하기 위해 연부조직 구조의 길이를 연장하는 것을 용이하게 할 뿐만 아니라 부기를 줄이는 데 도움이 된다. 그림 5.24에 표시된 스트레칭은 좋은 출발점이다. 이것은 앉은 자세에서 굴곡과 신전으로 진행될 수 있다. 또는 무릎의 뒤쪽 캡슐을 늘리기 위해 종아리나 발을 의자나 걸상에 올려놓고 무릎을 펴고 앉아 있을 수도 있다(그림 5.26). 이것은 무릎의 전체를 신전할 수 없었던 환자들에게 특히 도움이 된다. 이 자세에서 중력은 관절의 뒷면을 부드럽게 펴는 데 도움을 준다.

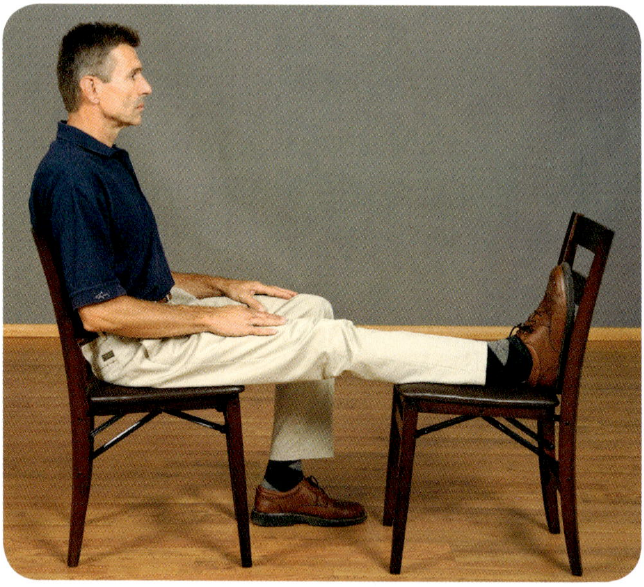

그림 5.26

수동적 스트레칭

간단한 수동적 스트레칭은 그림과 같이 무릎과 발목 아래의 하지를 지지하면서 무릎의 부드러운 굴곡과 신전을 용이하게 하는 것이다(그림 5.27).

엎드린 자세에서도 수동적인 무릎 굴곡을 권장할 수 있다. 그러나 어떤 환자들은 이런 자세에서 불편함을 느낄 수도 있는데, 특히

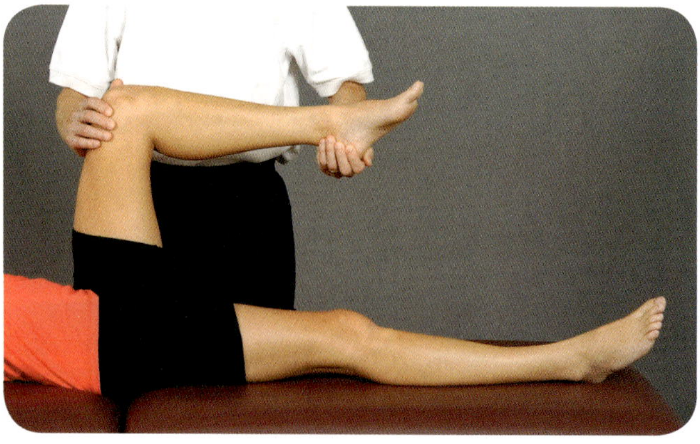

그림 5.27

그들이 전방에 무릎 수술 상처가 있다면 엎드린 자세로 휴식을 취하는 것에 대해 불안해할 수 있다.

햄스트링 근육 좌상

햄스트링 근육이 찢어지는 일은 흔하며, 종종 대퇴이두근의 근위부의 근건 접합부와 관련이 있다. 좌상은 경도, 중간 또는 심각으로 분류된다. 경미한 좌상에서는 근육 섬유가 거의 찢어지지 않는다. 중간 정도의 변형은 더 많은 섬유에 손상을 일으키고, 기능이 현저하게 상실된다. 심한 경우 근육이 완전히 파열된다. 매우 고통스러울 뿐만 아니라, 중등도에서 심각한 좌상은 극도로 위험하다.

급성

조직 복구의 초기 단계에서는 모든 형태의 스트레칭을 피한다.

아급성

다른 근육에 대한 좌상과 마찬가지로, 치유 과정이 끝나기 훨씬 전에 통증이 가라앉는다는 것을 기억하는 것이 중요하다. 따라서 아급성 단계에서는 통증과 부기가 감소할 수 있으므로 제한적으로 스트레칭을 하는 것이 좋다.

능동적 스트레칭

능동적인 스트레칭은 고객이 통증이 없을 경우 특히 유용하다. 그림 5.7과 5.10과 같이 부드러운 스트레칭으로 시작하는데, 이 스트레칭은 종아리 근육의 조직뿐만 아니라 햄스트링 근육들도 긴장시킨다. 또는 그림 5.26을 사용한다.

수동적 스트레칭

햄스트링 좌상에는 수동적 스트레칭이 권장되지 않는다.

경직된 햄스트링

뒷다리에 압박감이 생기는 데는 여러 이유가 있다. 일반적으로 러너와 테니스 또는 조정과 같은 하지와 관련된 스포츠에 정기적으로 참여하는 사람들에 의해 보고된다. 운전자, 직장인 또는 좌식 생활을 하는 사람들과 같이 장시간 앉아 있는 사람들의 경우 허벅지와 무릎의 뒤쪽 부위의 연부조직이 짧아질 수 있다. 능동적인 스트레칭과 수동적인 스트레칭은 경직된 뒤쪽 허벅지를 해결하는 데 도움이 된다.

능동적 스트레칭

선택할 수 있는 많은 능동적인 햄스트링 스트레칭이 있다. 이는 그림 5.7, 5.10 및 5.26에 표시된 간단한 앉은 자세 스트레칭부터 그림 5.11과 같은 서 있는 자세까지 다양하며, 종아리 근육을 긴장시켜 뒤쪽 허벅지의 긴장을 증가시킨다. 누운 자세에서 고객은 그림 5.28과 같이 수건을 사용할 수 있다. 이 방법으로 발을 배측 굴곡하면 종아리가 늘어나고, 일부 고객의 경우 불편함을 느낄 수 있다.

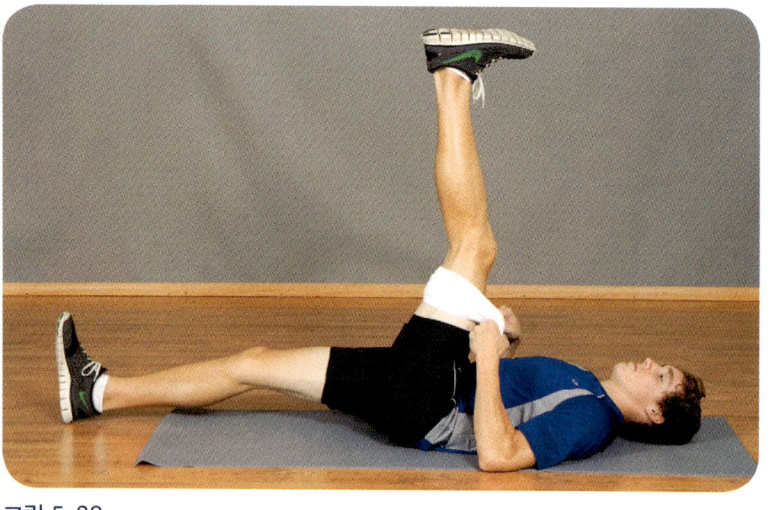

그림 5.28

햄스트링 근육은 고관절 신전 근육이므로, 고관절을 구부리면 오른쪽 다리의 뒤쪽 허벅지가 구부러진다. 무릎 문제가 있는 고객은 이 스트레칭을 피해야 한다. 이 스트레칭은 허벅지 반대쪽 무릎에 압박을 준다.

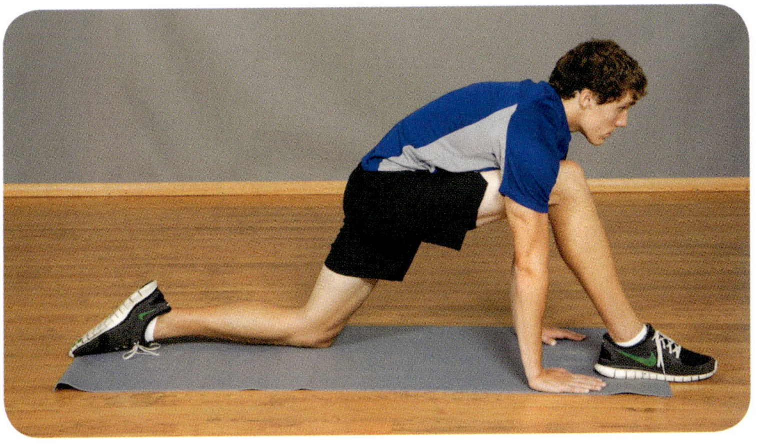

그림 5.29

바닥에서 스트레칭을 하고 싶지 않은 고객은 한쪽 다리를 의자에 올려놓고, 다리를 기대어 다리의 뒤쪽 허벅지 근육을 스트레칭할 수 있다. 분명히 이것은 균형이 손상된 고객에게는 적합하지 않는다.

햄스트링 근육을 늘리는 효과적인 방법으로 그림 5.30 및 5.31과 같이 능동적인 연부조직 이완법을 적용하는 것은 일반적이지 않지만 효과 면에서 논란의 여지가 있다. 고객에게 테니스공을 제공하고 허벅지에 대고 그것을 놓는 방법(그림 5.30 참조)을 보여 준 다음 다리를 곧게 펴게 한다. 고객은 이러한 방법으로 테니스공을 햄스트링의 다른 위치로 이동할 수 있으며, 이 기법을 매일 몇 분 동안 적용한다.

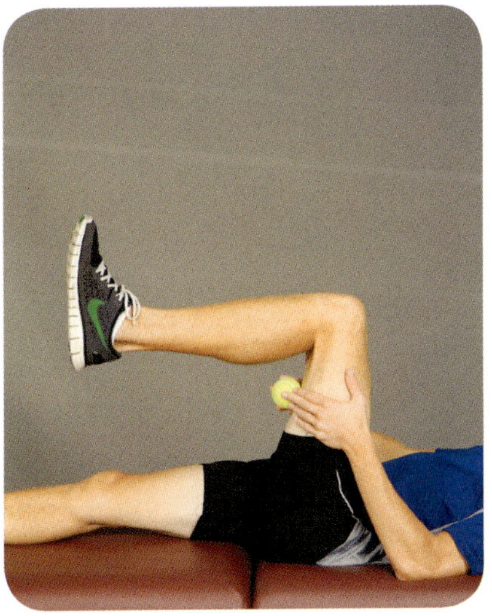

그림 5.30

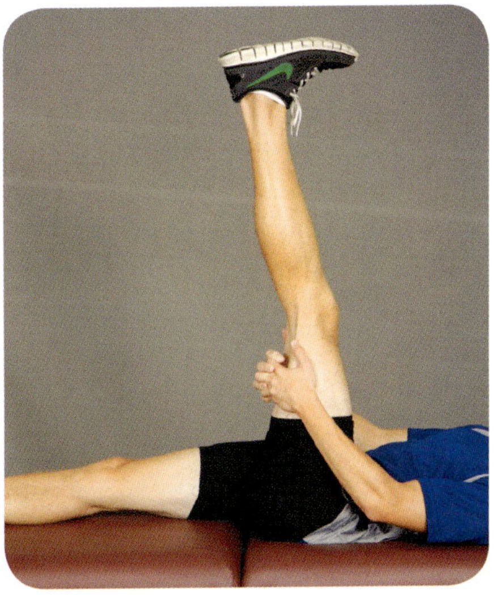

그림 5.31

수동적 스트레칭

수동적인 연부조직 이완법은 고객이 엎드린 자세에서 적용하기 쉽다. 햄스트링을 짧게(그림 5.32) 시작하여 이 근육을 부드럽게 압박할 지점을 선택한다. 이 예에서 치료사는 압박을 적용하기 위해 주먹을 사용하기로 했다. 부드러운 압박을 유지하면서 무릎을 천천히 뻗어 다리를 내린다(그림 5.33). 근육의 다른 부분에 반복한다. 이 스트레칭 기술은 급성 부상 단계 또는 쉽게 멍이 들거나 골다공증 위험이 있는 고객에게는 적용하지 않는다.

다른 방법으로는, 그림 5.34에 표시된 위치에 고객의 다리를 고정시켜 햄스트링의 조직을 늘릴 수 있다. 이를 4장(60쪽)에 설명된 프로토콜에 따라 머슬에너지테크닉(MET)을 수행하기 위한 시작 위치로 사용할 수 있다. 신전이 되지 않은 다리는 여기에 나와 있는 대로 뻗을 수 있으며, 신전이 불편한 경우 요추로부터 압력을 가하여 무릎이 구부러져 있을 수 있다.

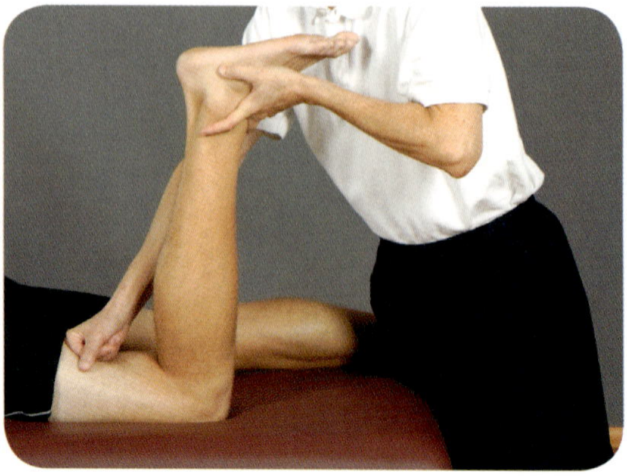

그림 5.32

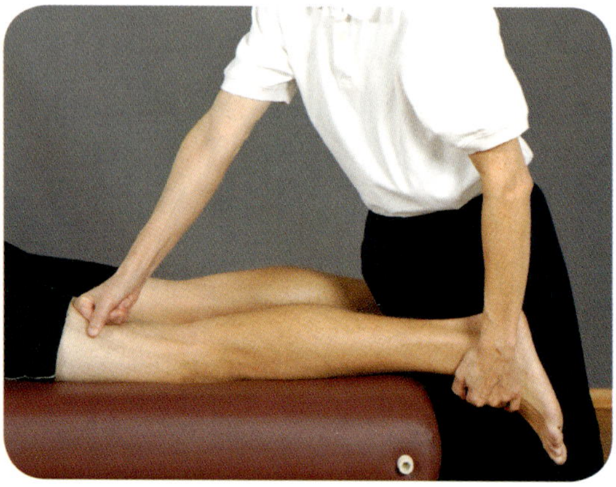

그림 5.33

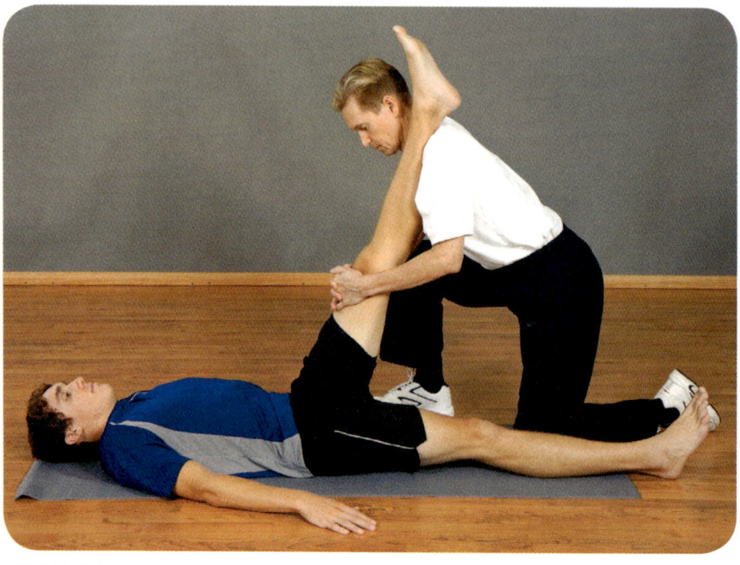

그림 5.34

햄스트링 경련

햄스트링의 비자발적 수축은 일시적이지만 고통스럽다. 경련은 격렬한 육체 활동 후 또는 무릎 굴곡 상태에서 장기간 자세를 유지하는 환자한테서 발생할 가능성이 더 크다. 능동적인 스트레칭과 수동적인 스트레칭 모두 도움이 되지만, 대퇴사두근 또는 고관절의 수축이 햄스트링을 억제하여 무의식적으로 수축할 수 없으므로 능동적인 스트레칭이 훨씬 유용할 수 있다.

능동적 스트레칭

그림 5.3, 5.7, 5.10~5.12의 스트레칭은 모두 햄스트링 경련 치료에 도움이 된다.

수동적 스트레칭

때때로 햄스트링은 고객들이 엎드린 상태에서 무릎을 스스로 구부릴 때 경련을 일으키기도 하고, 스포츠 경기 후 이 부위에 마사지를 받을 때 더 흔하게 발생한다. 어느 경우든 이것을 극복하기 위해 약간의 스트레칭을 하는 것이 유용하다.

만약 고객이 엎드린 상태에서 경련이 일어난다면 무릎을 구부린 상태에서 발목을 잡고 있는 파트너의 손을 밀어 저항을 주도록 한다(그림 5.35). 이런 방법으로 행하는 대퇴사두근의 수축은 햄스트링 근육을 억제하고 경련을 줄이는 데 도움을 준다. 부드러운 저항을 가할 때 다리를 다시 마사지 베드(또는 바닥에서 진행하는 경우)로 밀어내라고 요청한다.

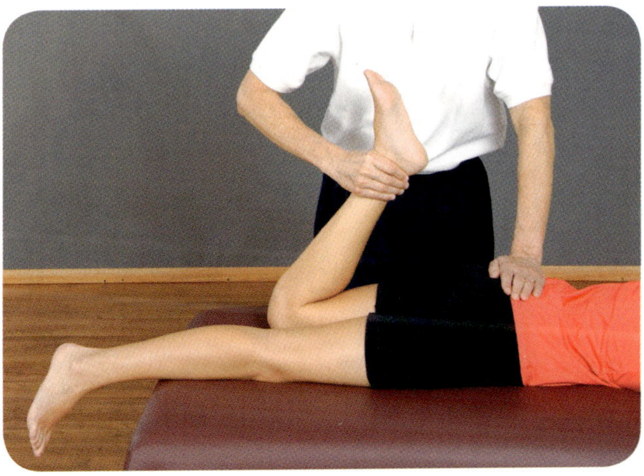

그림 5.35

고객이 앉을 때 햄스트링 근육에 경련이 발생하는 경우 동일한 기술을 적용한다. 경련이 있는 다리의 발목에 손을 대고, 고객이 무릎을 펼 때까지 몸을 앞으로 밀면서 다리를 곧게 펴도록 요청하라(그림 5.36). 이전 스트레칭과 마찬가지로, 이러한 방법으로 유발한 대퇴사두근 근육의 수축은 햄스트링 근육의 수축을 억제한다.

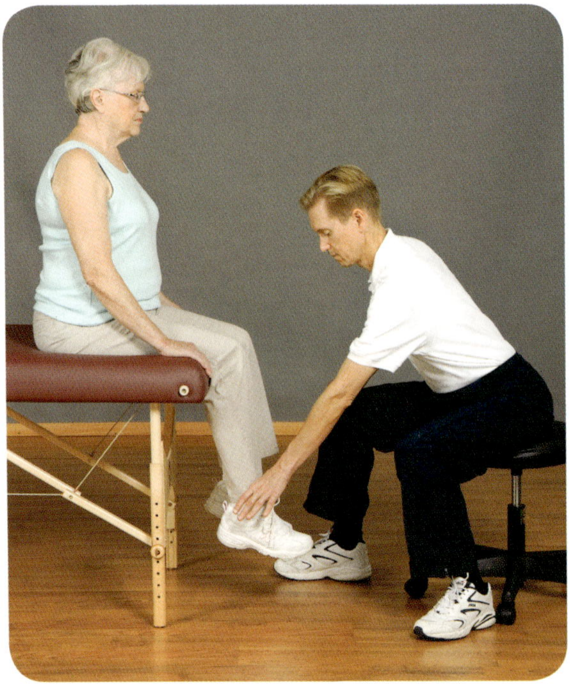

그림 5.36

서혜부 좌상

서혜부 좌상은 충격, 갑작스런 수축 또는 과신장에 의해 장내전근 또는 두덩정강근과 같은 근육이 손상될 수 있는 운동에서 특히 흔하다.

급성

조직 복구의 초기 단계에서는 모든 형태의 스트레칭을 피해야 한다.

아급성

아직 완전히 치유되지 않은 근육의 부상을 방지하기 위해 스트레칭은 제한적이어야 한다.

능동적 스트레칭

서혜부 좌상은 치유하는 데 오랜 시간이 걸릴 수 있다. 따라서 통증을 유발하지 않는 한 조기에 능동적 스트레칭 프로그램의 시행이 권장된다. 고객은 침대나 바닥에 누워서 다리를 부드럽게 잡아당기면서(무릎을 뻗은 상태) 시작할 수 있다. 이것을 견딜만 하다면, 앉은 자세로 진행할 수 있다(그림 5.37). 불편한 경우, 고객은 보조를 위해 각 무릎 아래에 베개를 놓을 수 있다. 이것을 견딜 수 있으면 그림 5.38로 진행할 수 있다. 그림 5.37 또는 5.38에서 스트레칭을 증가시키기 위해 고객은 무릎에 부드럽게 아래로 압력을 가한다.

대안적인 고관절 내전근 스트레칭은 그림 5.39이다. 이러한 스트레칭을 늘리기 위해 고객은 단순히 앞으로 기울고, 이를 줄이기 위해 뒤로 기울어진다. 이 스트레칭에는 햄스트링의 유연성도 필요하다는 점에 유의한다.

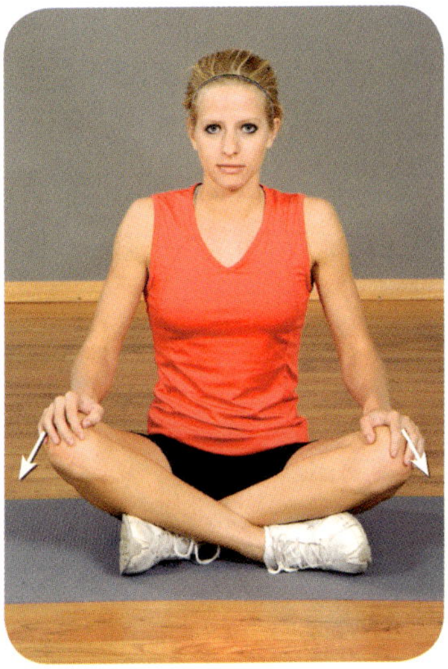

그림 5.37

수동적 스트레칭

서혜부 좌상은 수동적 스트레칭을 사용하지 않는 것이 좋다.

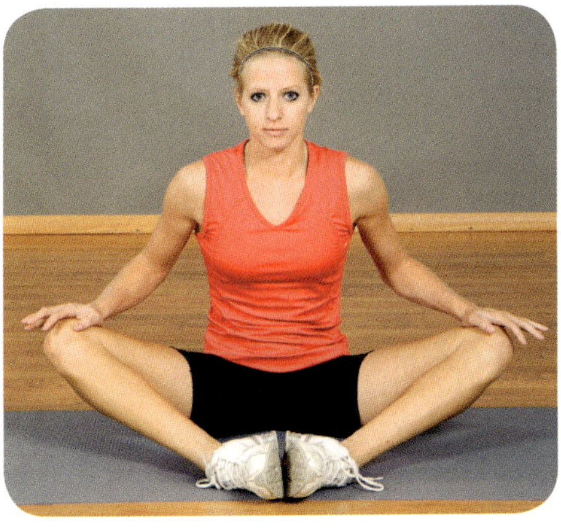

그림 5.38

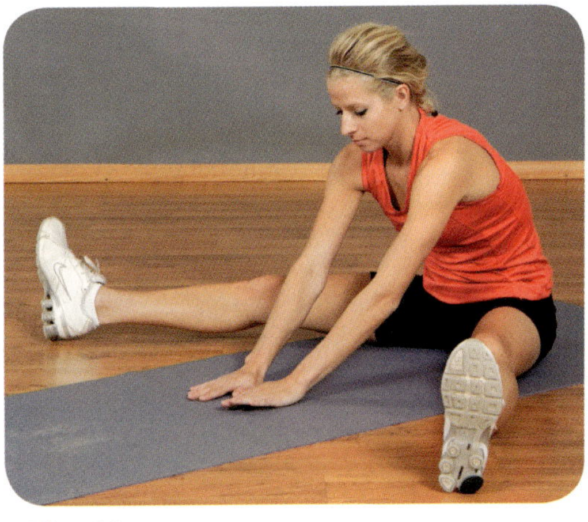

그림 5.39

경직된 내전근

달리기, 풋볼, 수영과 같은 스포츠 활동에 종사하는 사람들은 종종 쿨다운 프로그램의 일부로 내전근을 스트레칭하거나 운동 후 뻣뻣한 느낌을 줄이는 것이 유익하다고 생각한다. 우리가 걷는 동안 내전근은 수축하므로 일반적인 생활 습관 또는 운동 활동의 일부로 많이 걷는 사람들도 이러한 근육을 스트레칭함으로써 도움이 될 수 있다. 운동하지 않는 기간이 오래되면 내전근들이 팽팽해져 골반과 하지의 근육 불균형을 초래할 수 있다.

능동적 스트레칭

그림 5.37, 5.38, 5.39에 나와 있는 각각의 스트레칭은 경직된 내전근을 해결하는 데 도움이 된다. 그림 5.40과 5.41에 나와 있는 것들을 포함한다. 그림 5.40에 나타난 스트레칭은 균형 문제가 있는 고객에게는 적합하지 않으며, 그림 5.41에 나타난 스트레칭은 다리가 늘어나지 않는 무릎에 압력을 가해 모든 고객에게 적합한 것은 아니다. 이 두 스트레칭은 모두 안전하지만, 그림 5.37과 5.38에 나타난 스트레칭보다 무릎의 내측 측부 인대에 더 많은 압력을 가한다는 것을 명심한다.

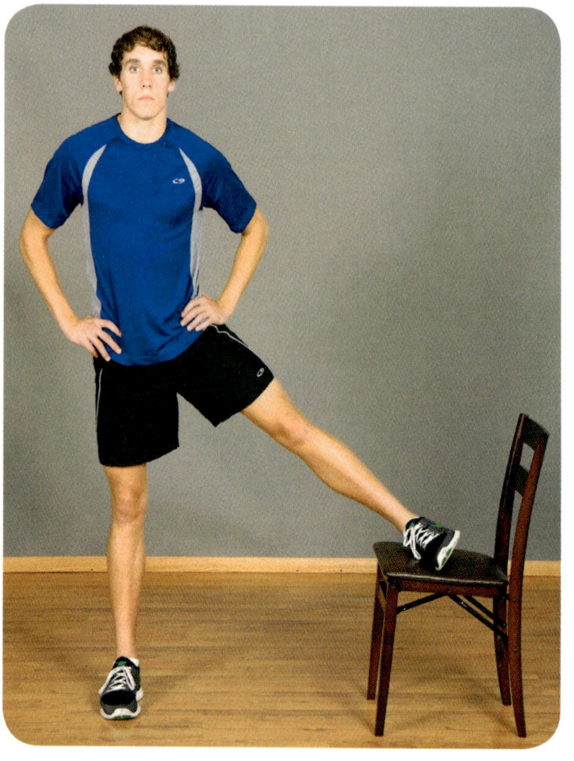

그림 5.40

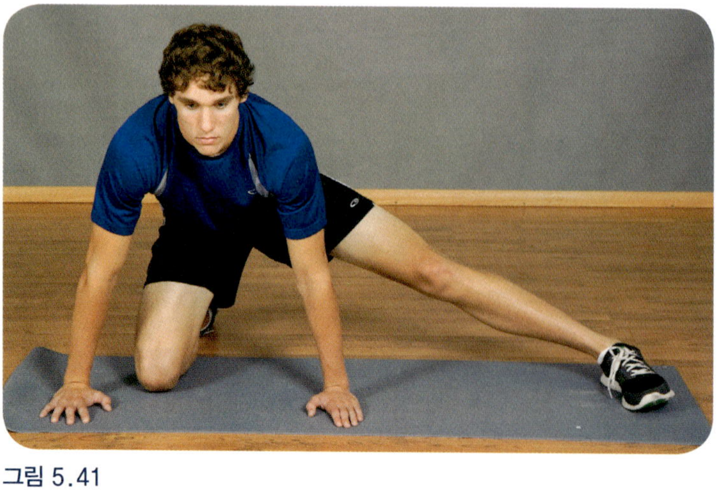

그림 5.41

수동적 스트레칭

유용한 수동적인 내전근 스트레칭은 그림 5.42과 그림 5.43에 나와 있다. 그림 5.42에서 치료사는 전상장골극에 부드럽게 압력을 가하여 골반이 움직이지 않도록 하는 방법에 주목한다. 이것은 일부 고객에게는 불편할 수 있으므로, 이를 보완하기 위해 손과 고객의 엉덩이 사이에 스펀지나 작은 수건을 놓을 수 있다. 그림 5.43에서 치료사는 무릎을 지지하면서 다리를 벌리고 있다. 이 자세에서 요추의 신전이 과장될 수 있으며, 이는 일부 피험자의 요통을 악화시킬 수 있는 자세라는 점을 유의한다.

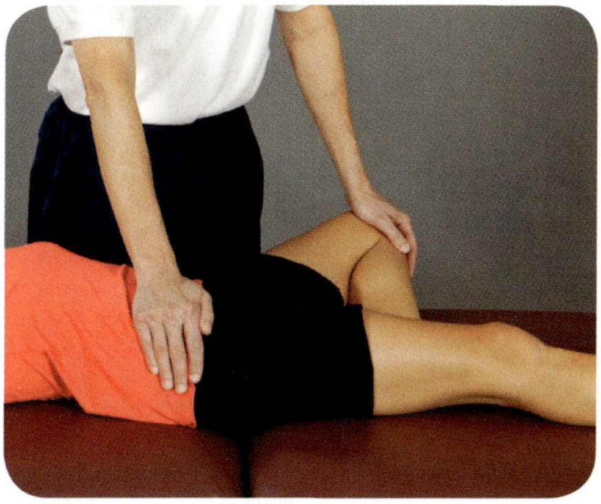

그림 5.42

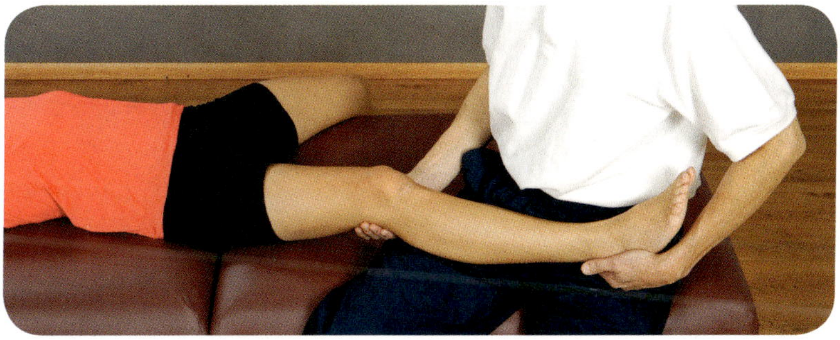

그림 5.43

TIP 그림 5.43에서 스트레칭되지 않은 다리가 마사지 베드의 한쪽 면에 어떻게 걸려 있는지 주목한다. 이것은 고객이 마사지 베드 한쪽으로 쏠리는 것을 방지한다. 먼저 이 자세가 편안한지 확인하고, 불편함을 호소한다면 고객의 무릎과 마사지 베드 측면 사이에 스펀지를 넣어라.

경직된 대퇴사두근

대퇴사두근은 스포츠 활동 후 또는 부상으로 경직될 수 있다. 능동적인 스트레칭과 수동적인 스트레칭 모두 도움이 된다.

능동적 스트레칭

대퇴사두근은 누운 자세(그림 5.44) 또는 서 있는 자세(그림 5.45)에서 능동적으로 스트레칭할 수 있다. 각각의 경우, 고객은 발목을 잡기 위해 자신의 뒤로 손을 뻗을 수 있어야 하며, 이것은 가슴 근육과 앞 어깨 관절에 좋은 유연성을 필요로 한다. 서서 하는 스트레칭은 균형이 맞지 않거나 엉덩이, 무릎, 발목을 통해 체중을 견디지 못하는 고객에게는 적절하지 않다. 이를 보다 안전하게 늘리기 위해 고객을 벽에 기대 세우거나 테이블 위에 한 손을 올려 균형을 잡도록 요청한다. 그림 5.44의 스트레칭은 옆면 위치에서도 수행할 수 있다.

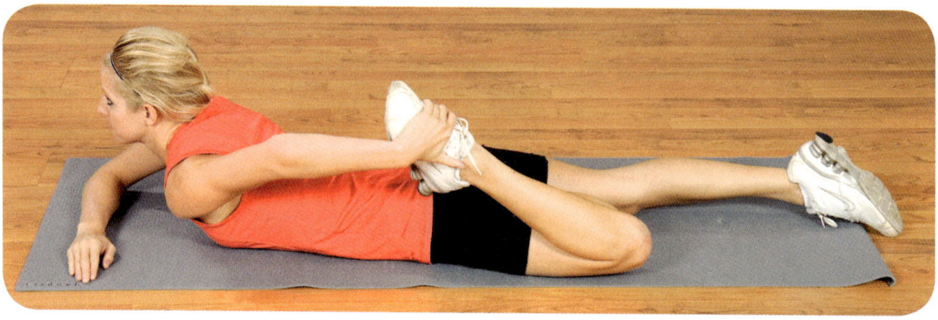

그림 5.44

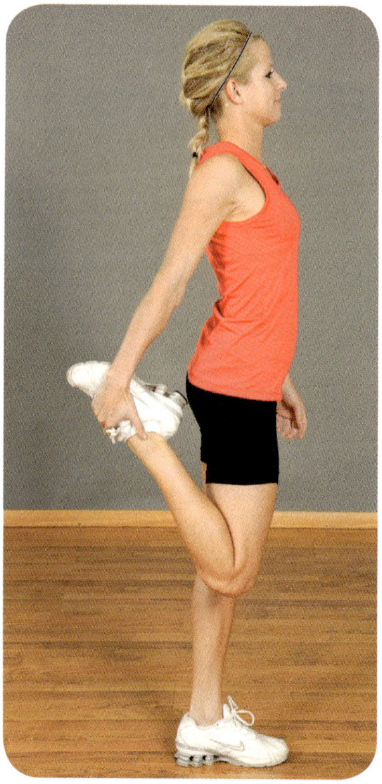

그림 5.45

TIP 골반을 앞으로 누르는 것은(후부 골반 경사에서 요추를 평평하게) 양쪽 위치에서 스트레칭을 증가시킨다.

수동적 스트레칭

그림 5.46에 나와 있는 스트레칭은 대퇴사두근을 수동적으로 스트레칭하는 일반적인 방법이다. 또한 고객이 이 자세에서 대퇴사두근이 편안하다면 누운 자세로 스트레칭할 수 있다(그림 5.47). 고객이 매우 경직된 대퇴사두근을 가지고 있다면, 앉은 자세로 고객과 함께 스트레칭할 수 있다. 무릎을 꿇고 고객의 발목에 손을 대고 무릎을 부드럽게 구부린다.

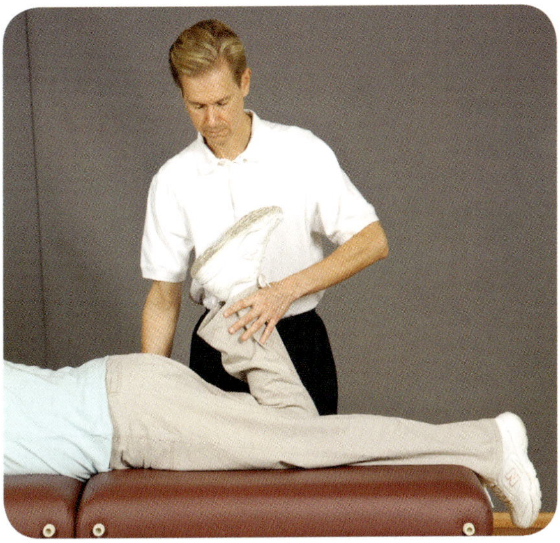

그림 5.46

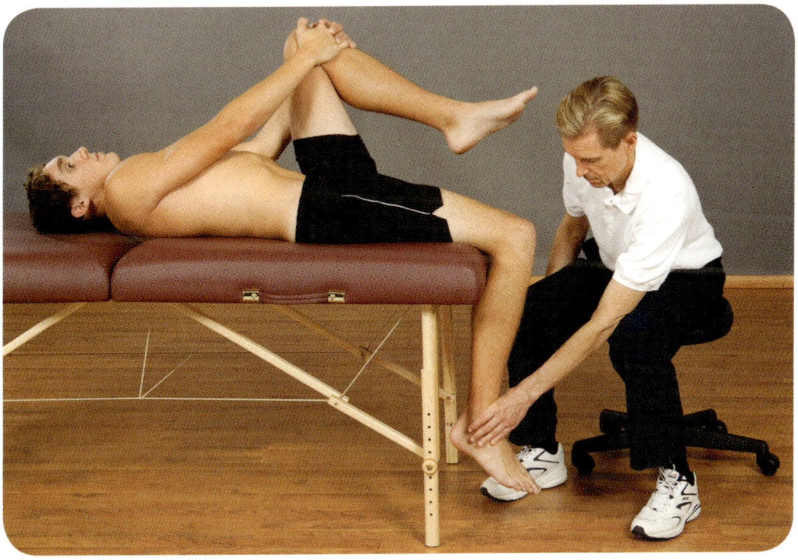

그림 5.47

TIP 그림 5.46의 스트레칭을 강화하기 위해 무릎을 구부릴 때 골반 아래에 받침이나 접힌 수건을 놓고 천골을 안정화시킨다.

경직된 고관절 굴곡근

고관절 굴곡근에는 요근, 장요근 및 대퇴직근이 포함되며, 이 모든 것은 장기간 고관절 굴곡 또는 스포츠 활동 후에 팽팽하게 느껴질 수 있다.

능동적 스트레칭

그림 5.48은 침대의 한쪽에 반대쪽 다리를 걸어 고관절을 스트레칭하는 방법을 보여 준다. 무릎 꿇기(그림 5.49)는 이와 같이 무릎을 꿇고 편안하게 앉아 있는 고객을 위한 대안이다. 양쪽 위치에서 허리를 평평하게 하여 골반이 후방으로 기울어지도록 하여 고관절의 스트레칭을 증가시킨다. 이것을 설명하는 쉬운 방법은 고객이 엉덩이 근육을 수축시키도록 제안하는 것이다.

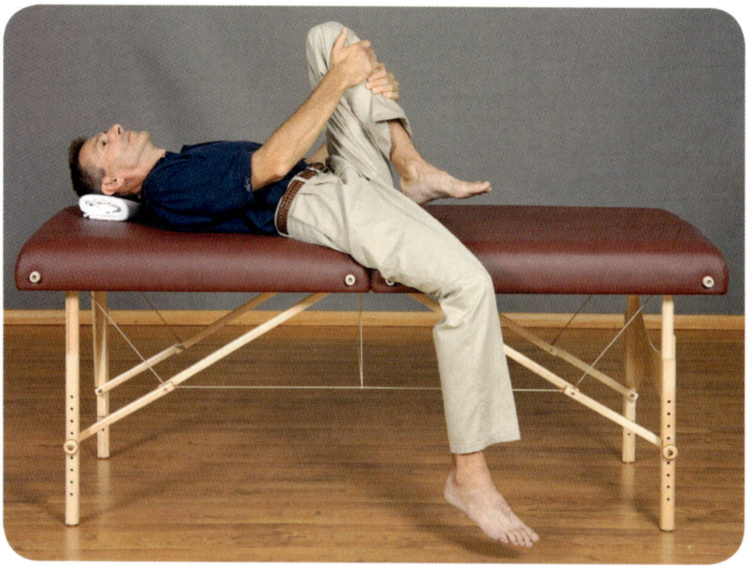

그림 5.48

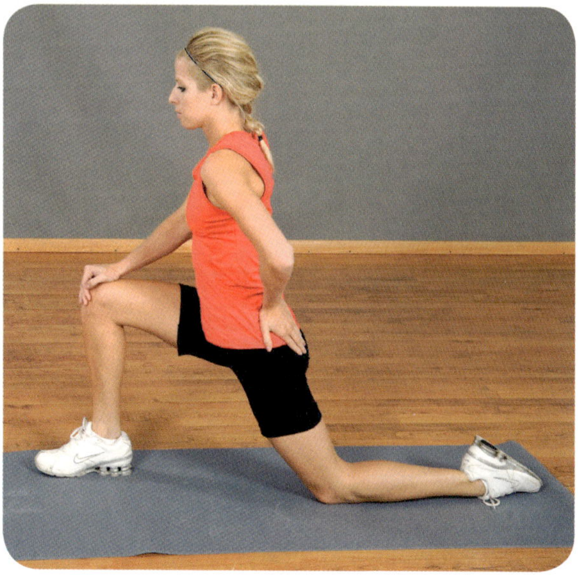

그림 5.49

TIP 고객이 팔을 머리 위로 들어 올리고 반대쪽 다리의 구부러진 무릎 쪽으로 돌리면 그림 5.49에 나와 있는 스트레칭을 더욱 강화할 수 있다(그림 5.50). 이렇게 하여 앞쪽 엉덩이와 허벅지를 연결하는 모든 근막과 몸통의 측면이 긴장된다.

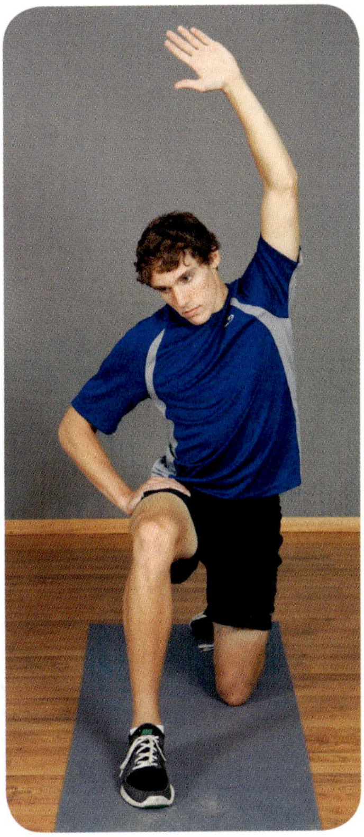

그림 5.50

수동적 스트레칭

고관절 굴곡근에 대한 수동적인 스트레칭은 엎드린 자세(그림 5.51) 또는 반듯이 누운 자세(그림 5.52)에서 수행할 수 있다. 고객이 엎드린 상태에서 스트레칭을 하기 위해서는 엉덩이 부분을 약간 늘리기 위해 무릎 아래에 작은 수건을 받쳐 주어야 한다. 일부 고객의 경우 요추에서 전만이 증가하여 불편할 수 있다. 스트레칭 중에 움직임을 방지하기 위해 골반을 안정화시킨다. 스트레칭 5.52에서 고객이 이 사진에서처럼 허벅지를 지지하지 않고, 고관절을 신전할 수 있도록(고관절의 굴곡근을 스트레칭) 위치해야 한다.

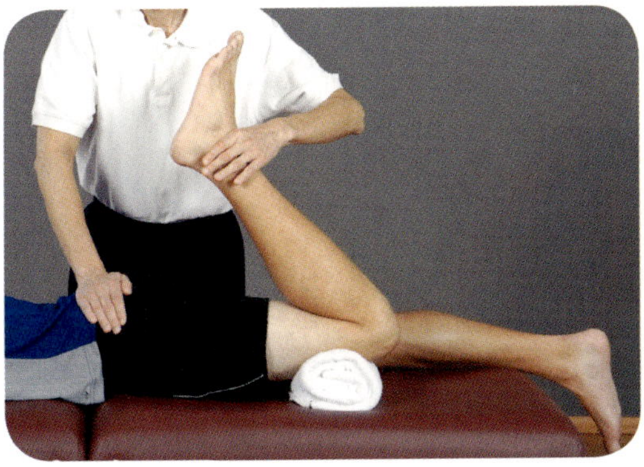

그림 5.51

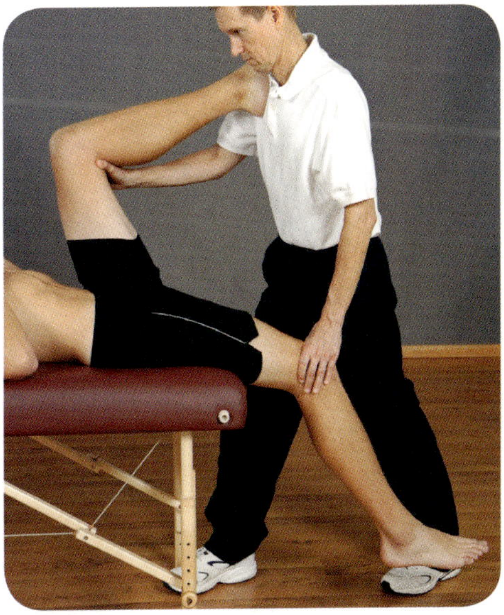

그림 5.52

장경인대마찰증후군

장경인대마찰증후군(Runner's Knee)은 일부 러너들이 경험하며 일반적으로 러너의 무릎으로 언급되는 측면 무릎 통증의 원인이 무엇인지 분명하지는 않다. 어떤 이들은 통증이 대퇴골의 골드에 비벼진 허벅지의 옆 조직 때문이라고 믿고 있으며, 이것을 늘리면 통증이 완화될 것이라고 가정한다.

능동적 스트레칭

많은 사람들이 폼 롤러를 사용하여 장경인대(ITB)를 스트레칭하는 것을 지지한다(그림 5.53). 대둔근이 장경인대에 연결되어 있기 때문에 이 근육을 스트레칭하는 것(그림 5.55와 5.56)도 측면 허벅지의 긴장을 줄이는 데 도움이 될 수 있다.

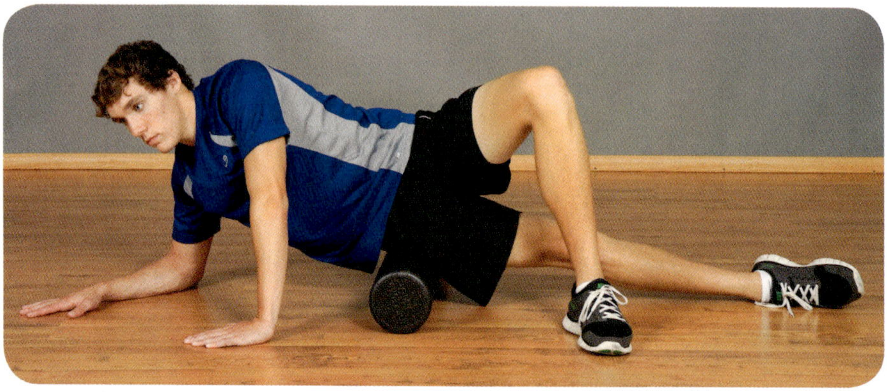

그림 5.53

수동적 스트레칭

장경인대에 수동적 스트레칭을 사용할 수 있다고 생각되면 고객을 옆으로 눕힌 상태에서 그림 5.54에 나와 있는 스트레칭을 시도한다. 이 스트레칭을 수행할 때는 고객을 마사지 베드의 가장자리에 가깝게 배치해야 하므로 주의한다. 능동적인 스트레칭과 마찬가지로, 이상근을 포함하여 엉덩이의 근육을 스트레칭하는 것은(그림 5.57 참조) 측면 허벅지 조직의 긴장을 감소시킬 수 있다.

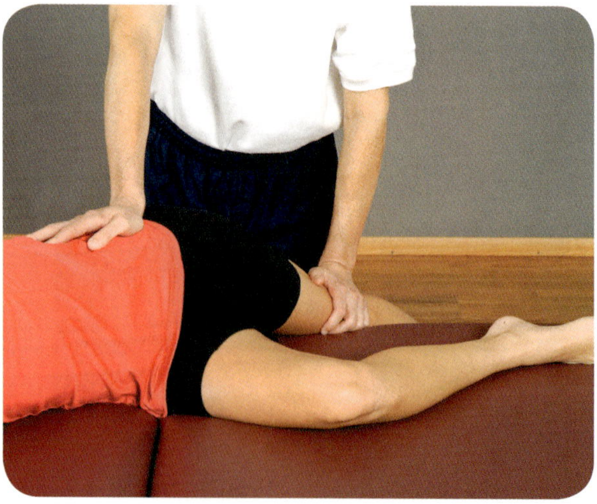

그림 5.54

이상근증후군

이것은 이상근 근육에 의한 좌골신경 압박에 따른 엉덩이와 하지의 통증에 붙여진 이름이다.

능동적 스트레칭

그림 5.55와 5.56에 볼기근 부위에 대한 유용한 능동적 스트레칭 두 가지가 나와 있다. 이 스트레칭은 장경인대에 긴장과 측면 허벅지 및 엉덩이 근육 긴장을 완화시키는 데 유용할 수 있다.

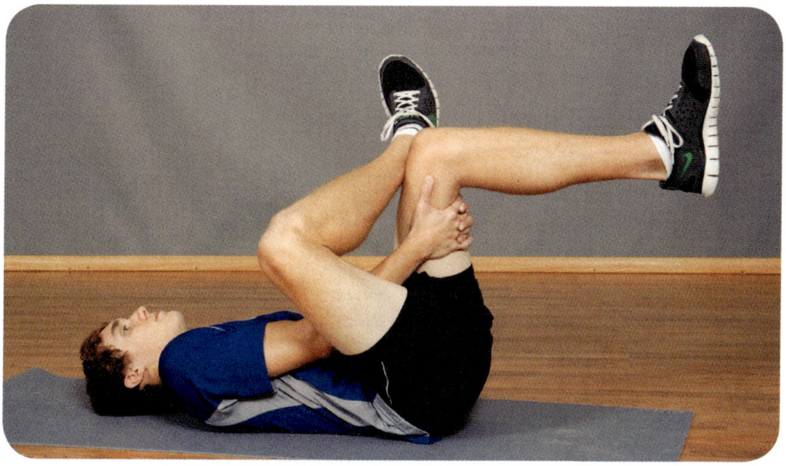

그림 5.55

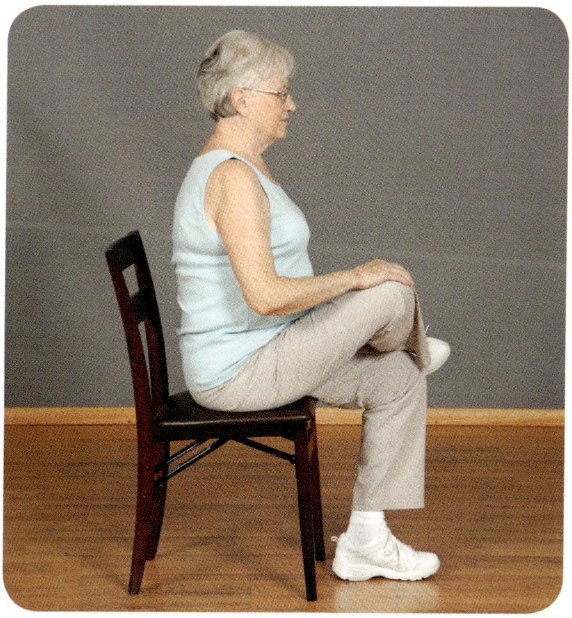

그림 5.56

수동적 스트레칭

그림 5.57에 나와 있는 수동적인 스트레칭은 엉덩이 부위의 강한 근육을 스트레칭하는 데 필요한 힘 때문에 마사지 베드에서 고객에게 적용하기 어렵지만 유용하다. 그림과 같이 고객의 엉덩이와 무릎을 90도 각도로 시작하고, 엉덩이 부분을 스트레칭시키기 위해 하지를 고객 쪽으로 움직이다. 스트레칭을 유지하는 데 가장 적합한 자세를 결정할 때 도움이 되도록 고객에게 피드백을 요청한다. 일부 고객들은 이 자세가 엉덩이 앞쪽에 있는 대퇴직근 건을 압박할 때 불편하다고 생각한다.

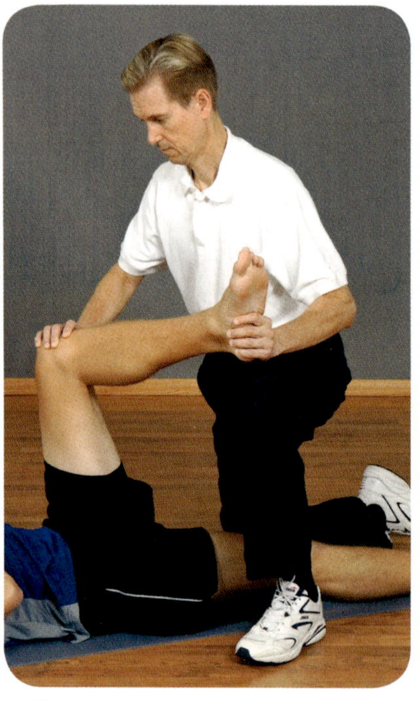

그림 5.57

지연성 근육 통증

지연성 근육 통증(DOMS)은 격렬한 신체 활동 후나 익숙하지 않은 신체 활동을 수행한 후에 종종 경험하는 통증의 느낌이다. 이것은 힘쓴 다음 날 가벼운 쑤심과 연부조직이 약간 경직된 것이 특징이며, 48시간 후 근육은 심하게 아프고 접촉과 움직임(능동적 및 수동적) 모두에 고통스러운 반응을 보인다. 그러다가 이후 그와 같은 증세는 자연스럽게 사라진다. 지연성 근육 통증의 정확한 기전은 알려지지 않았지만, 관련된 근육 조직에 미세손상이 수반되는 것으로 여겨진다. 이것은 단기적으로 지속되는 상태이며, 일부 사람들은 능동적 또는 수동적 스트레칭을 통해 증상이 완화된다고 생각한다. 이때는 강한 스트레칭이 미세손상을 입고 있는 근육에 부정적 영향을 줄 수 있기 때문에 아급성과 같이 근육 좌상을 치료해야 한다. 따라서 하지에 지연성 근육 통증이 있는 사람을 치료하는 경우 종아리, 햄스트링, 대퇴사두근 또는 내전근의 아급성 염좌에 대한 스트레칭을 참조하여 가장 적합한 것을 선택한다.

간단한 질문

1. 표 5.1을 보라. 어떤 스트레칭이 치료하는 데 가장 안전한가? 아급성 부상에 능동적이었나, 수동적이었나?
2. 왜 족저 근막염을 앓는 고객을 치료할 때 종아리 스트레칭을 사용하는 것이 유용한가?(능동 및 수동)
3. 종아리 또는 햄스트링 경련이 있는 고객에게 능동적인 스트레칭을 권장하는 이유는 무엇인가?
4. 누운 자세로 수동적 내전근 스트레칭을 수행할 때 고객의 골반에 무엇을 해야 하는가?
5. 엎드린 자세로 대퇴사두근에 수동적 스트레칭을 수행할 때 골반이 기울어지는 것을 어떻게 방지하는가?

6

상지 스트레칭

이 장에 수록된 자료는 상지에 영향을 미치는 질환을 앓고 있는 고객을 재활시킬 때 사용할 수 있는 스트레칭을 식별하는 데 도움이 될 것이다. 표 6.1에는 이 장에 포함된 조건과 유용한 스트레칭이 나와 있다. 이 장에서는 모두 42개의 스트레칭, 23개의 능동적 스트레칭, 19개의 수동적 스트레칭에 대해 설명한다. 표 6.1에서는 손목이 삐거나 회전근개 염좌와 같은 부상을 당했거나 어깨가 뻐근해지는 등의 문제를 가지고 있는 고객에게 도움이 되는 스트레칭을 소개한다. 또한 유방절제술 후 할 수 있는 스트레칭에 대한 정보도 제공되어 수술 후 스트레칭이 어떻게 사용되는지 이해하는 데 도움이 될 것이다.

참고: 각 질환에 대해 이 표에 나열된 스트레칭만이 사용할 수 있거나 사용해야 하는 스트레칭은 아니다. 각 섹션 내에서 종종 이 장의 다른 부분에 나와 있는 스트레칭을 포함하도록 스트레칭을 수정하기 위한 팁이나 권고사항을 찾을 수 있다. 각 질환에 대한 추가적인 유용한 스트레칭은 표 6.1의 쪽으로 표시된다. 그림 번호는 스트레칭을 나타낸다.

표 6.1 상지의 스트레칭

	능동적 스트레칭	수동적 스트레칭
어깨		
유착성 관절낭염(동결견)	그림 6.1, 105쪽 그림 6.2, 106쪽 그림 6.3, 106쪽 그림 6.4, 106쪽	그림 6.5, 107쪽 그림 6.6, 107쪽 그림 6.7, 107쪽
경직된 어깨	그림 6.8, 108쪽 그림 6.9, 108쪽 그림 6.1, 105쪽 그림 6.2, 106쪽 그림 6.3, 106쪽 그림 6.4, 106쪽	그림 6.10, 109쪽 그림 6.11, 109쪽 그림 6.12, 109쪽 그림 6.13, 110쪽 그림 6.5, 107쪽 그림 6.6, 107쪽 그림 6.7, 107쪽 그림 6.16, 112쪽

	능동적 스트레칭	수동적 스트레칭
어깨		
상완골의 단축된 내회전 근육들	그림 6.14, 111쪽 그림 6.15, 111쪽	그림 6.16, 112쪽 **그림 6.10 109쪽** **그림 6.13, 110쪽**
회전근개 염좌: 급성	권장되지 않음	권장되지 않음
회전근개 염좌: 아급성	그림 6.17, 113쪽 **다음은 통증 없는 위치를 제공함** **그림 6.1, 105쪽** **그림 6.2, 106쪽** **그림 6.3, 106쪽** **그림 6.4, 106쪽**	그림 6.18, 114쪽
극상근 건염: 급성	권장하지 않음	권장하지 않음
극상근 건염: 아급성	그림 6.19, 115쪽	그림 6.20, 116쪽 **그림 6.10, 109쪽**
유방절제술 후	그림 6.21, 117쪽 그림 6.22, 117쪽 **그림 6.1, 105쪽** **그림 6.2, 106쪽** **그림 6.3, 106쪽** **그림 6.4, 106쪽**	**그림 6.5, 107쪽** **그림 6.6, 107쪽** **그림 6.7, 107쪽**
팔꿈치		
외측 상과염(테니스엘보)	그림 6.23, 118쪽	그림 6.24, 118쪽
내측 상과염(골퍼스엘보)	그림 6.25, 119쪽 그림 6.26, 119쪽	그림 6.27, 119쪽
경직된 팔꿈치	그림 6.28, 120쪽 그림 6.29, 120쪽	그림 6.30, 121쪽 그림 6.31, 121쪽
손목, 손, 손가락		
손목 염좌: 급성	권장하지 않음	권장하지 않음
손목 염좌: 아급성	그림 6.32, 122쪽 그림 6.33, 122쪽 **그림 6.34, 123쪽** **그림 6.35, 123쪽** **그림 6.36, 123쪽**	권장하지 않음
경직된 손목과 손가락	그림 6.34, 123쪽 그림 6.35, 123쪽 그림 6.36, 123쪽 **그림 6.33, 122쪽**	그림 6.37, 124쪽 그림 6.38, 124쪽 그림 6.39, 124쪽 그림 6.40, 124쪽
손목터널 증후군	그림 6.41, 125쪽	그림 6.42, 125쪽 **그림 6.37, 124쪽**

유착성 관절낭염(동결견)

이 고통스러운 상태에 대해 알려진 원인이 없으며, 어깨에 경직과 통증이 점진적으로 시작되는 것이 특징이다. 상완와관절(GHJ)의 움직임 범위, 특히 어깨 외전 및 측면 회전이 점점 제한된다. 손의 듀피트렌 구축과 유사하게, 유착성 관절낭염의 말기에 움직임이 제한되는 것은 대부분 콜라겐의 과다 분비 때문인 것으로 보인다. 이것은 차례로 오훼상완 인대 및 극상근과 같은 연부조직의 수축으로 이어진다. 여기에는 능동적인 스트레칭과 수동적인 스트레칭이 다 도움이 될 수 있지만, 어느 게 더 나은지는 확실하지 않는다.

능동적 스트레칭

그림 6.1과 같이 팔을 진자 움직임으로 돌리면 어깨 관절의 조직을 부드럽게 견인하여 움직임의 범위를 유지하는 데 도움이 될 수 있다. 필요한 경우 가벼운 무게를 추가할 수도 있다. 이 자세에서 하부 요추에 무리가 가지 않도록 고객이 앉을 수 있는 테이블을 준비하면 유용하다.

TIP 이 진자 움직임을 수행하는 데 필요한 어깨 굴곡의 정도를 관찰한다. 이 그림에서는 거의 90도이다. 모든 고객이 이 정도의 굴곡을 견딜 수 있는 것은 아니며 팔을 몸에 더 가깝게 고정시킨 상태에서 시작해야 한다. 고객이 허리 굴곡에 제한이 없을 때에만 어깨 굴곡을 증가시킬 수 있다.

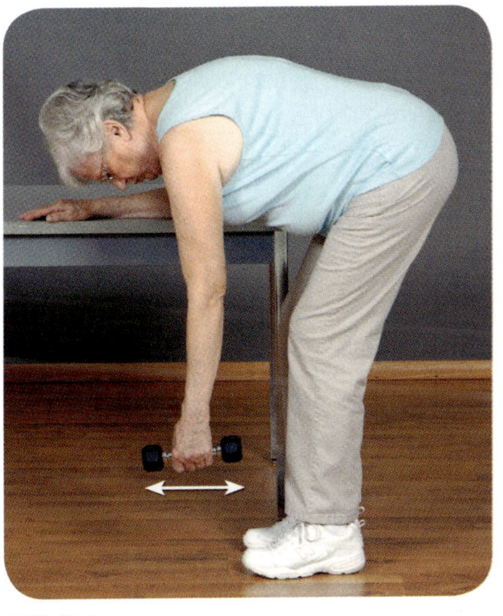

그림 6.1

고객이 어깨의 굴곡을 개선하도록 도와주는 흥미롭고 안전한 방법은(어깨 내전근들과 겨드랑이 조직을 늘림으로써) 수건이나 도구를 이용해서 양손을 책상 위로 미끄러뜨리는 것이다(그림 6.2). 이런 방법으로 중력에 대항하여 팔을 들어 올리지 않아도 된다.

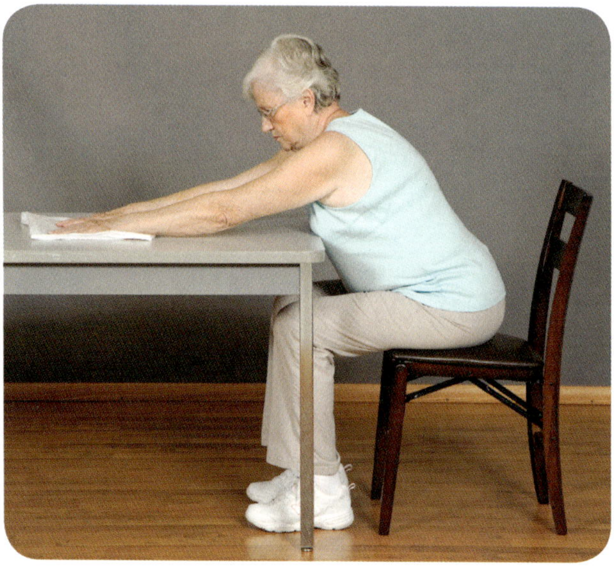

그림 6.2

어깨 외전을 유지하고 개선하기 위한 또 다른 방법은 고객이 휴식을 취할 때 그림 6.3과 같이 팔 아래에 작은 쿠션을 놓고 앉도록 제안하는 것이다. 이것은 겨드랑이의 부드러운 조직과 어깨 내전근의 긴장을 완화시켜 주는 데 도움을 준다. 어깨 외전이 증가하면 스트레칭을 수정하여 고객이 그림 6.4와 같이 더 큰 쿠션을 놓거나 팔을 책상 위에 놓도록 할 수 있다.

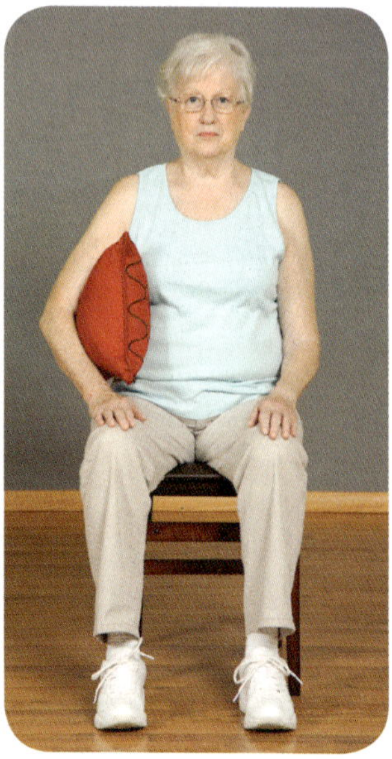

그림 6.3

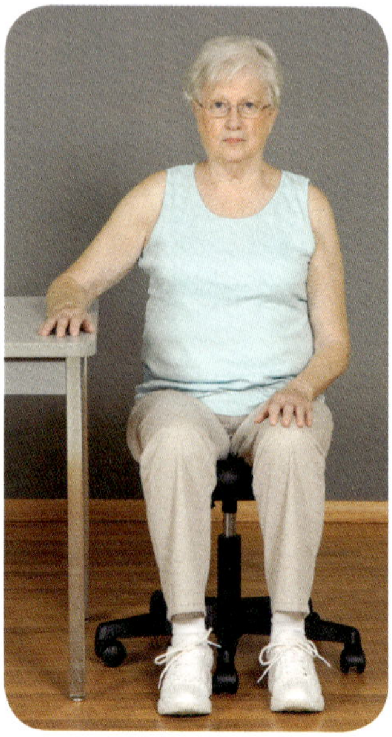

그림 6.4

수동적 스트레칭

이러한 모든 스트레칭은 유착성 관절낭염을 앓는 이에게는 매우 고통스러울 수 있다는 것을 기억하는 것이 중요하다. 따라서 제한된 시간 동안 1회의 스트레칭을 시행하고 다음 날 환자에게 이것이 어떤 영향을 미치는지 확인하는 것이 현명한다.

처음 시작하는 간단한 방법은 그림 6.5와 같이 팔을 지지하면서 상완와관절의 부드러운 조직을 천천히 견인하는 것이다. 움직임의 범위가 제한되어 있으므로 어깨 외전이 어렵거나 고통스러울 수 있다는 것을 기억한다. 팔을 몸에 가까이 대고 유지하는 것이 종종 필요한다. 이 그림의 치료사가 어깨 관절까지의 스트레칭을 국소화하기 위해 팔을 잡고 있는 것을 주목한다. 당신이 고객의 어느 부분을 지지해 주는 것이 좋은지 고려한다.

이 스트레칭은 고객이 앉은 상태에서도 수행할 수 있다(그림 6.6). 단점은 고객이 반듯이 누운 상태에서 같은 스트레칭을 받을 때만큼 긴장을 풀지 않을 수 있다는 것이다. 앉았을 때 고객이 스트레칭되는 쪽으로 몸을 기울이는 경향이 있는 반면, 반듯이 누우면 팔은 신체의 무게에 저항하며 견인될 수 있다.

가동범위가 개선되고 있는 후기 단계에서는 도수 치료사가 동결견에서 회복하는 환자의 재활을 용이하게 하기 위해 광범위한 부가적 동작을 수행할 수 있다. 초기 스트레칭으로 안전하게 통합될 수 있는 움직임 중 하나는 어깨의 앞면에 완만한 압력을 가하는 것이다(그림 6.7). 이렇게 하면 전방 관절의 연부조직이 늘어나며, 스트레칭이 부가적 활주(즉, 상완골의 머리가 위팔상완관절에 대해 전방에서 후방으로 움직이는 것)를 가져올 경우 관절의 범위가 넓어지는 데 도움이 될 수 있다.

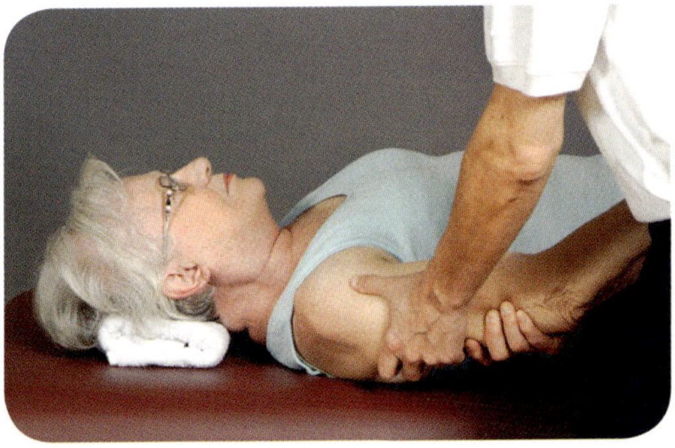
그림 6.5

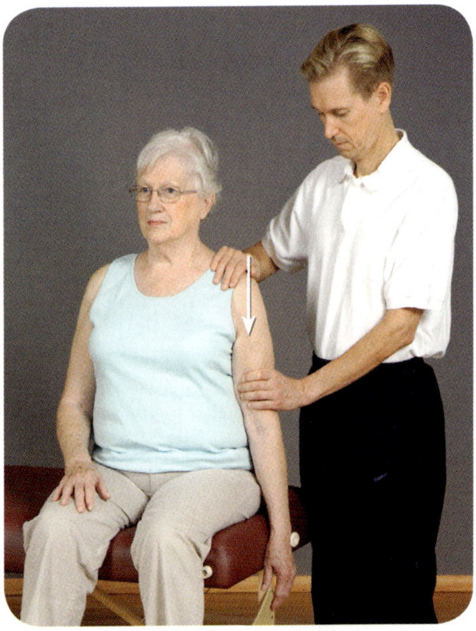
그림 6.6

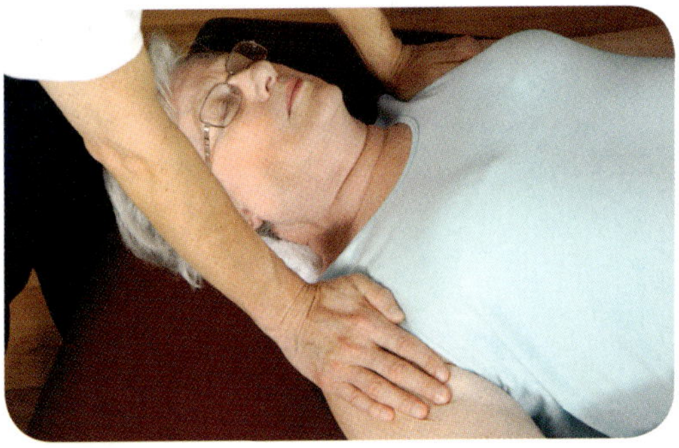
그림 6.7

경직된 어깨

유착성 관절낭염에 대한 이전 섹션의 모든 스트레칭은 고객의 어깨가 심하게 경직된 경우에 도움이 될 수 있다. 다른 유용한 스트레칭도 여기에 나와 있다. 이들은 고객이 유착성 관절낭염을 앓고 있는 환자에게 예상할 수 있는 것보다 더 높은 수준의 어깨 외전 및 외회전을 해야 한다고 가정한다.

능동적 스트레칭

유착성 관절낭염(그림 6.1~6.4) 섹션의 스트레칭 외에, 고객은 그림 6.8과 6.9에 나와 있는 스트레칭을 시도할 수 있다. 그림 6.8에서 수건이 사용되며, 왼팔을 사용하여 오른손을 부드럽게 위로 끌어 올려 오른쪽 어깨의 움직임 범위를 개선하는 데 도움을 준다. 그림 6.9에서 고객은 단순히 지지봉의 손잡이에 몸무게를 사용하여 관절의 하방 캡슐을 늘린다. 이 부위는 지지대를 사용할 때 종종 팽팽해지고, 어깨 내전 근육을 등척성 수축시킨다.

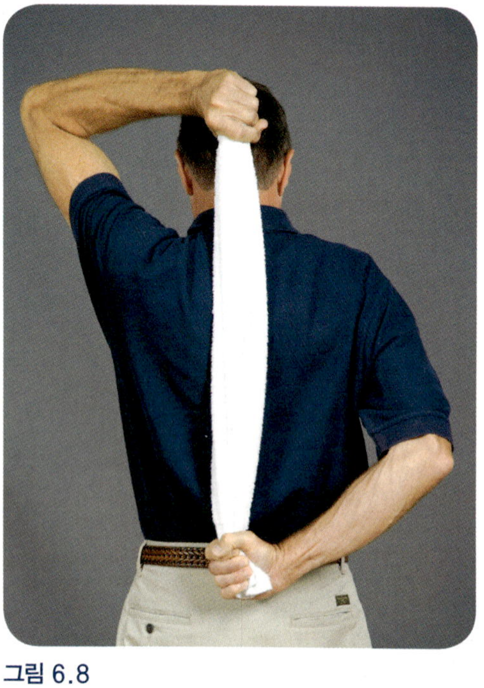

그림 6.8

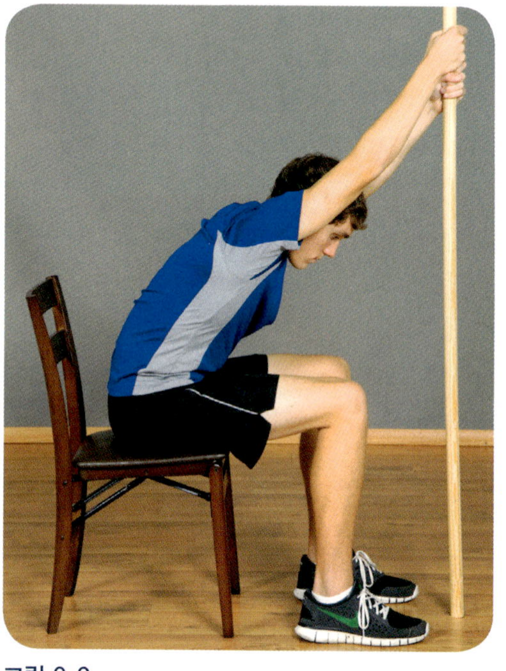

그림 6.9

수동적 스트레칭

그림 6.5~6.7에 표시된 스트레칭은 모두 좋은 시작 스트레칭이다. 그림 6.5에 나와 있는 스트레칭의 변형 방법으로는 어깨에 부드럽게 견인한 다음 고객에게 머리를 천천히 몸 쪽으로 돌리면서 그림 6.10에서와 같이 귀를 어깨로 가져가도록 요청하는 것이다. 근육과 근막이 머리, 목, 어깨를 연결하기 때문에, 이러한 방식으로 머리를 움직이면 견인만 적용하거나 고객의 목을 회전시키는 경우보다 어깨의 연부조직이 더 크게 긴장된다.

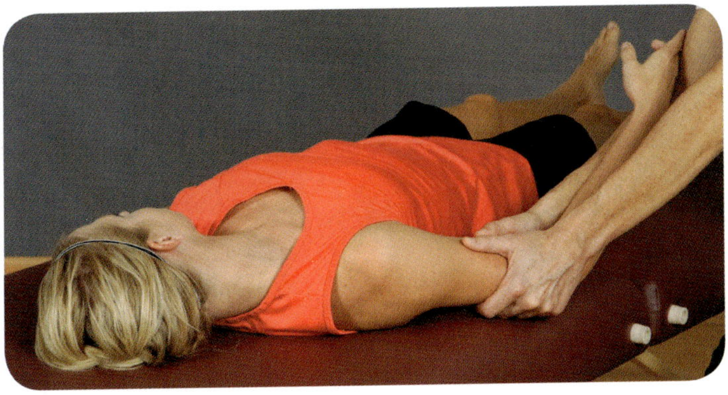

그림 6.10

TIP 치료사로서 고객이 머리를 움직이기 전에 먼저 부드럽게 견인하는 것이 중요하다. 이 방법에서 스트레칭을 담당하는 사람은 고객이다.

이 관절의 범위를 향상시키는 또 다른 방법은 다양한 위치에서 견인하는 것을 적용하는 것이다. 예를 들어 고객이 누운 자세(그림 6.11) 또는 엎드린 자세(그림 6.12)로 90도의 굴곡을 한 후 시도하라(조직이 이 관절의 외회전을 제한할 경우 그림 6.16을 사용하는 것도 고려하라). 이 모든 스트레칭은 팔꿈치 관절의 견인을 피하기 위해 손을 잡는 방법을 연습해야 한다.

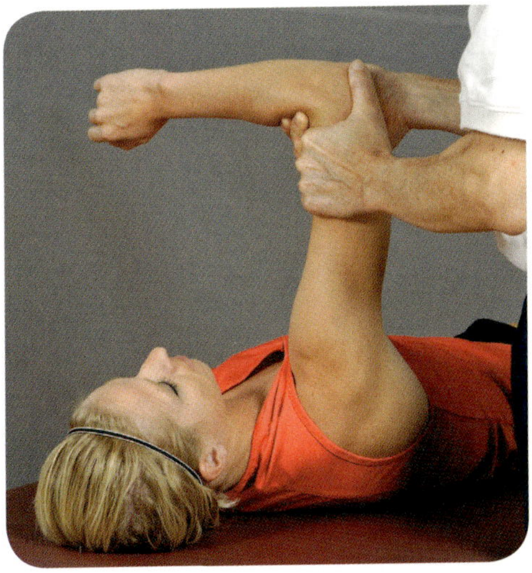

그림 6.11

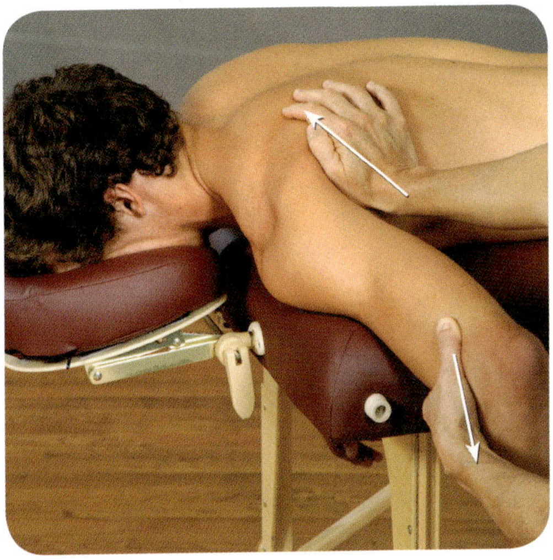

그림 6.12

상완골의 내회전 근육들의 스트레칭에 주의한다(그림 6.13). 그러나 외회전을 제한하는 조직을 늘리는 데는 손목에 약한 압력만 필요하다.

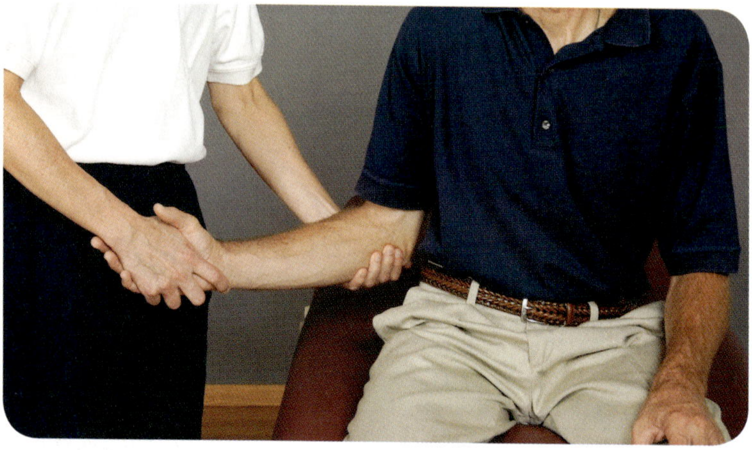

그림 6.13

TIP 때때로, 6.13과 6.6을 번갈아 스트레칭하면 경직된 어깨 관절의 범위를 늘리는 데 도움이 될 수 있다.

상완골의 단축된 내회전 근육들

후만 자세를 가진 고객이나 던지기와 관련된 스포츠에 종사하는 고객들은 종종 상완골의 내회전 근육들이 짧아진다. 내회전 근육들에는 대원근 및 극상근뿐만 아니라 삼각근 및 대흉근의 전방섬유가 포함된다.

능동적 스트레칭

외회전 근육의 강화에 도움이 되는 운동은 내회전 근육들의 긴장을 낮추는 데 도움이 되며, 스트레칭 프로그램의 좋은 보조적 운동이 될 수 있다. 이러한 운동의 예는 그림 6.14와 6.15에 나와 있다. 저항 밴드를 당겨 극하근과 같은 근육을 활성화하기 위해 저항 밴드를 당기면 내회전 근육을 억제하는 데 도움이 되므로 수동적 스트레칭 6.13을 적용하기 전에 도움이 된다.

TIP 그림 6.14와 6.15에 나타난 움직임이 다르다는 점에 유의한다. 그림 6.14에서는 팔이 모아지고, 그림 6.15에서는 팔이 벌려진다. 일부 고객은 모아진 팔을 더 편하게 느끼고, 어떤 고객은 벌려진 팔이 더 편하다.

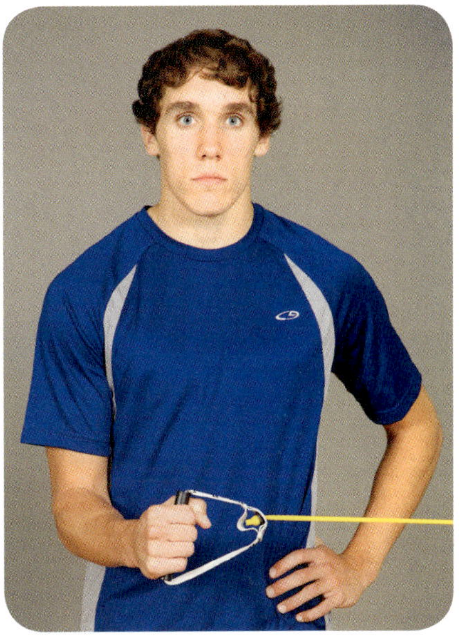

그림 6.14

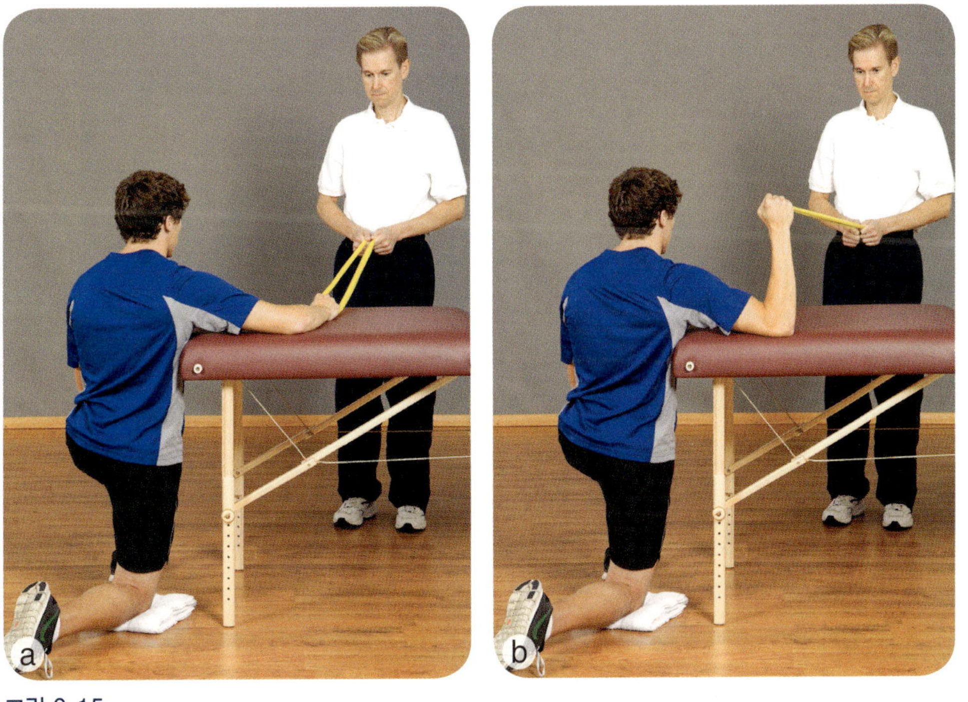

그림 6.15

수동적 스트레칭

단축된 내회전 근육들과 맞서 싸우는 한 가지 방법은 어깨를 견인하는 스트레칭(그림 6.10)을 적용하고, 회전근개(그림 6.16)을 직접 스트레칭하는 것이다. 이 예에서는 팔이 90도까지 벌려지지만, 모든 고객이 그렇지는 않는다. 어깨가 경직되면 이 정도의 어깨 외전에도 불편함을 느낄 수 있다.

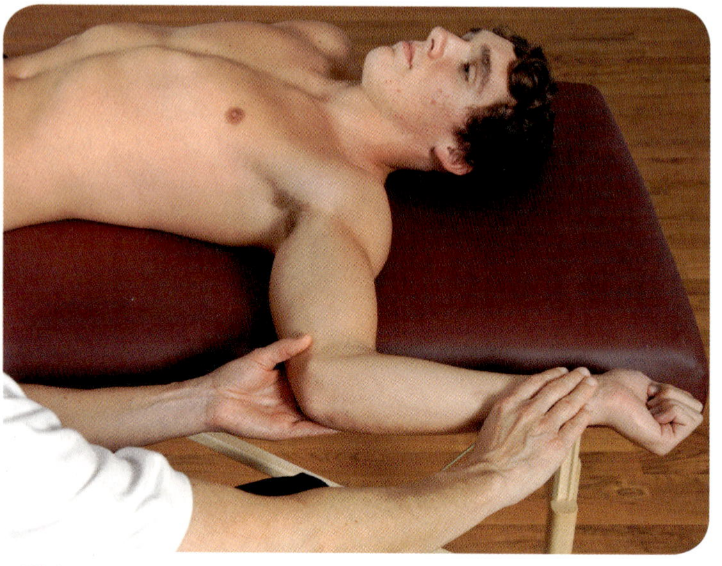

그림 6.16

TIP 이것은 머슬에너지테크닉(MET)의 적용을 위한 좋은 시작 자세이다. 상완골 내회전 근육들을 늘리기 위해 MET가 이 위치에서 어떻게 작동하는지 확인하려면 60쪽의 프로토콜을 참조한다.

회전근개 좌상

회전근개의 근육은 극상근, 극하근, 소원근, 견갑하근이다. 이러한 근육들 중 하나 이상의 파열은 스포츠 인구, 특히 머리 위로 팔을 반복적으로 드는 동작을 사용하는 운동선수들에게서 흔히 일어난다. 노인들은 때때로 외상이나 과사용의 병력이 없는데도 심한 어깨 통증을 호소하기도 하는데, 이 경우 검사 결과 회전근개 파열이 있는 것으로 밝혀졌다. 노인들에게 왜 이러한 파열이 생기는지 확실하지 않지만, 정상적인 퇴행 과정과 관련된 혈류 감소가 한 원인일 수 있다. 재활 환자는 정상적인 운동 범위를 회복하는 것 외에도 재활 중에는 근육의 힘과 제어력을 회복하고 어깨 관절의 전반적인 안정화를 돕는 활동에 참여할 가능성이 있음을 기억하는 것이 중요하다.

급성

급성 단계는 염증이나 통증이 있는 것으로 간주된다. 이 단계에서는 스트레칭을 권장하지 않는다.

아급성

통증과 염증이 감소한 뒤에 부드러운 스트레칭을 조심스럽게 적용하면 가동범위를 유지하고 회복하는 데 도움이 될 수 있다.

능동적 스트레칭

유착성 관절낭염의 섹션에 있는 모든 능동적인 스트레칭은 회전근개 염좌의 아급성 단계에서 도움이 될 수 있다(그림 6.1~6.4 참조). 진자 움직임 또는 자기 견인 형태는 부드럽고, 최소화되어야 한다. 또한, 통증이 없는 경우 그림 6.17에서와 같이 어깨의 후방 캡슐을 스트레칭하는 것이 중요하다.

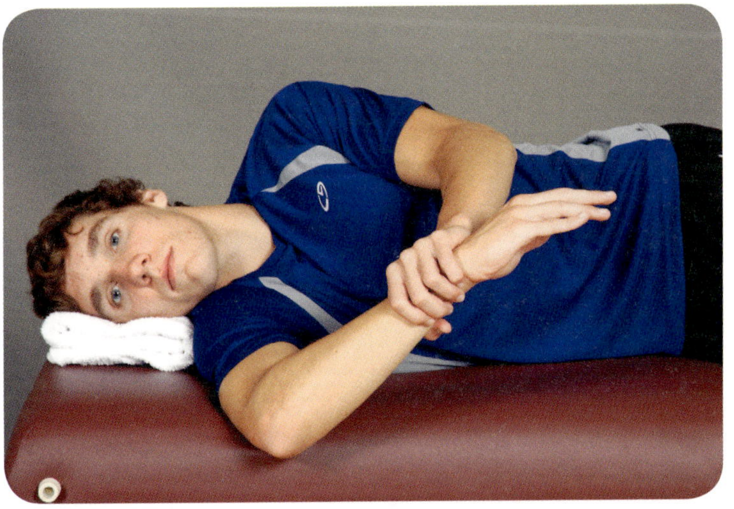

그림 6.17

수동적 스트레칭

그림 6.18과 같이 고객을 위치시킨 상태에서 팔을 부드럽게 내회전시켜 후방 캡슐을 늘린다. 이 스트레칭은 재활의 후기 단계에서 시행되어야 하며 통증이 없는 경우에만 시행되어야 한다는 것을 기억한다.

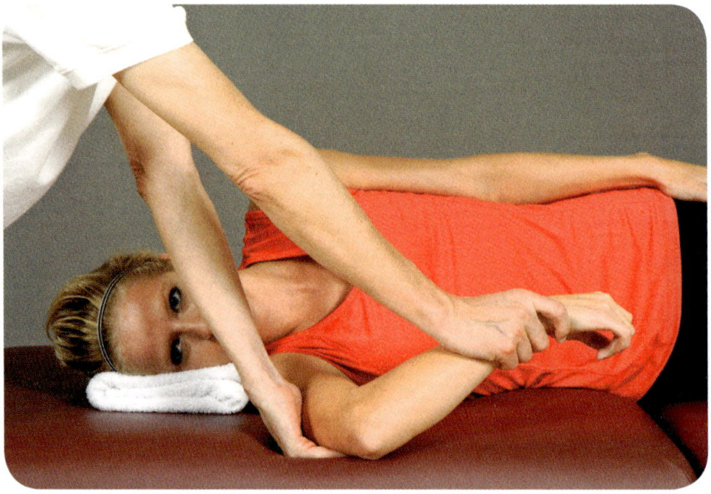

그림 6.18

극상근 건염

극상근 건의 손상은 야구, 테니스, 수영과 같이 반복적으로 팔을 머리 위로 사용하는 스포츠에 종사하는 운동선수에게서 흔하다. 극상근은 상완골두의 안정화와 어깨 외전 및 회전근개의 일부분에 속하기 때문에 고립하여 스트레칭하기 어려운 근육이다. 극상근을 스트레칭하면 견인과 추가적 어깨 내전이 필요하며, 이는 도달하기 어려운 자세이다.

급성

통증이나 염증이 있는 경우 극상근을 스트레칭하지 않는 것이 좋다.

아급성

통증이 감소하면 아급성 단계에서 스트레칭 프로그램을 시작하는 것이 유용할 수 있다.

능동적 스트레칭

측면 목 굴곡과 팔의 어깨 내전을 추가하는 것이 도움이 될 수 있다(그림 6.19). 이 사진에서 고객은 오른쪽 어깨의 극상근을 스트레칭하려고 시도하고 왼쪽으로 측면 목 굴곡을 수행하여 연부조직의 스트레칭을 더욱 강화시킨다.

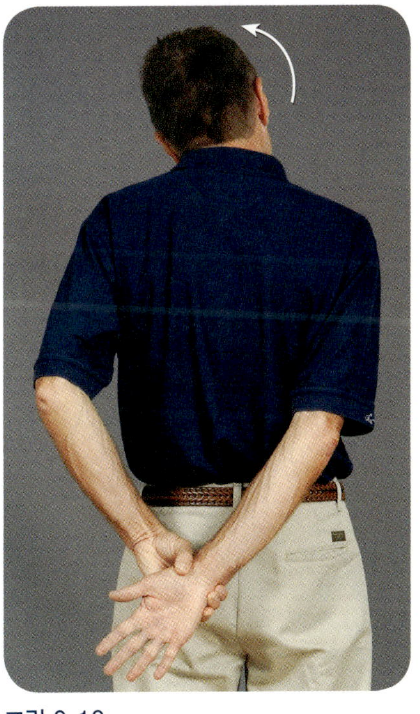

그림 6.19

수동적 스트레칭

극상근은 목의 근막과 동일한 근막으로 연결되어 있기 때문에, 그림 6.10과 같이 측면 목의 굴곡과 함께 어깨의 정지점 부분에서 부드럽게 어깨의 견인을 시도할 수 있다. 또 다른 접근법은 승모근의 상부 섬유 아래에 있는 근육을 찾는 것이다(그림 6.20). 그런 다음 그 부분에 정적 압력을 가한다. 그렇게 하면서, 고객에게 어깨를 내리고 손을 발쪽으로 끌어당기도록 요청한다. 당신의 압력은 일종의 연부조직 기법으로 작용하여 연부조직의 일부를 하부 구조에 고정시킨다.

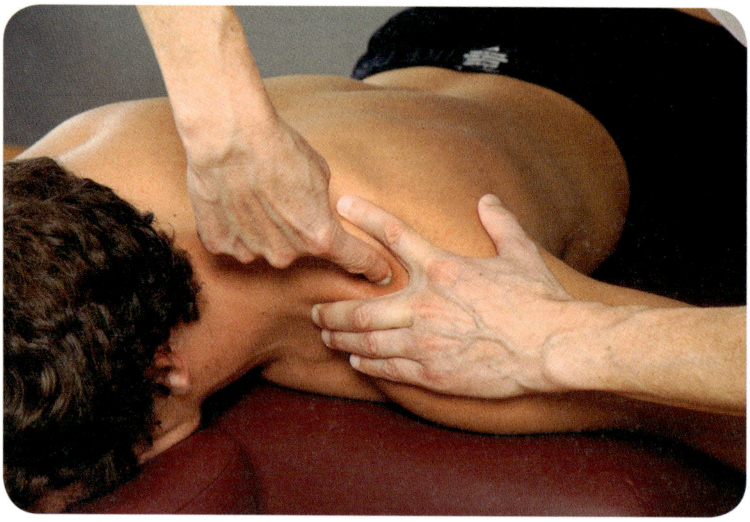

그림 6.20

유방절제술 후

유방절제술은 다양한 수술적 접근 방법이 있다. 따라서 다른 수술 후의 치료와 마찬가지로 담당 외과의사의 지시를 따르고, 수술을 한 병원이나 의사의 치료 프로토콜을 따르는 것이 중요하다. 일부 여성들은 수술 후 불안 때문에 팔을 스트레칭하는 것을 두려워할 수도 있다. 회복 초기에는 신체에 대해 보호적으로 고정하거나 구속할 수 있다. 그러나 이 자세를 유지하면 어깨, 가슴, 목의 근막과 연부조직이 짧아지고 조여질 수 있으며, 이것은 나중에 적절한 기능을 하는 데 해로울 수 있다. 그러므로 고객의 신뢰를 얻고, 적절한 스트레칭 프로토콜을 따르도록 권장하는 것이 중요하다. 이러한 프로토콜은 여기에 나와 있는 스트레칭의 종류를 포함할 수 있다.

능동적 스트레칭

유착성 관절낭염 섹션의 능동적 스트레칭은 수술 후 재활의 초기 단계에서 어깨 관절의 운동범위를 회복하는 데 도움이 된다(그림 6.1~6.4 참조). 또한, 그림 6.21 및 6.22에서와 같이 팔을 벽 위로 걸어 올라가게 하면 각각 어깨의 굴곡과 외전이 개선된다.

수동적 스트레칭

유방절제술 후 스트레칭에 대한 의학적 승인을 받은 여성을 스트레칭할 때 그림 6.5~6.7에 나와 있는 것과 같은 스트레칭이 도움이 될 수 있다.

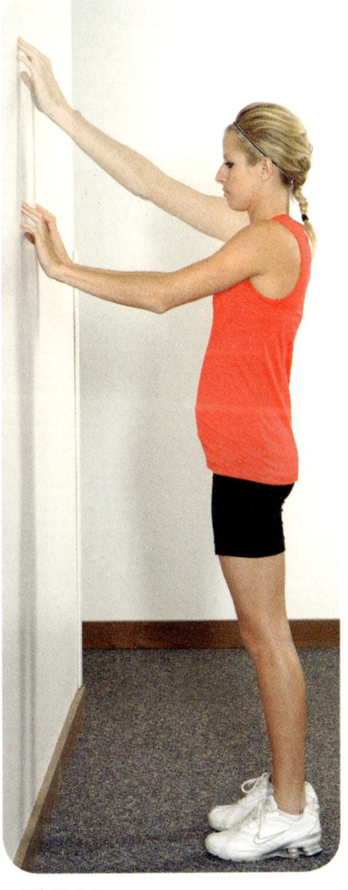

그림 6.21

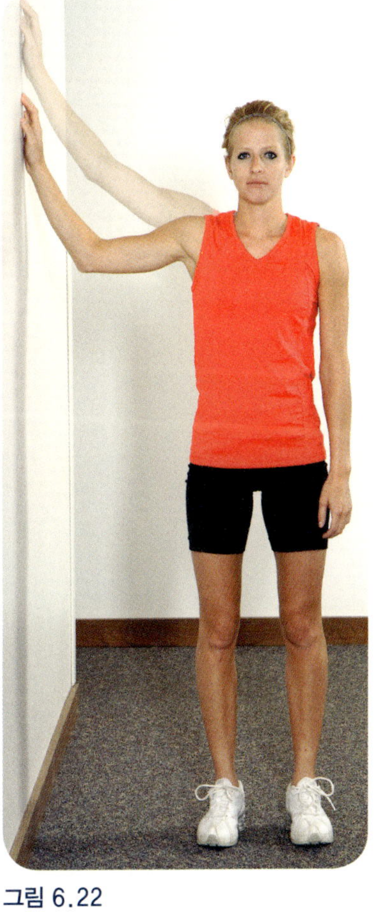

그림 6.22

외측 상과염(테니스엘보)

일반적으로 테니스엘보로 알려진 외측 상과염은 상완골 측면 상과의 공통 신전근 기시점에 대한 통증이며, 손목의 신전 근육의 과도한 사용이 원인이다. 손목을 제한적으로 사용하고 팔꿈치 스트레칭을 피하면서 휴식을 취할 것을 권한다. 스트레칭은 손목과 팔꿈치 움직임의 범위를 유지하는 데 도움이 되지만, 더 중요한 것은 통증을 줄이는 데 도움이 될 수 있다.

능동적 스트레칭

그림 6.23과 같이 팔꿈치를 늘린 채로 손목 신전근을 스트레칭하는 방법을 고객에게 설명한다. 팔꿈치를 구부린 상태에서 스트레칭을 하는 것은 손목 신전 근육이 팔꿈치관절 위쪽 측면 상과에서 시작되기 때문에 그렇게 강하지 않다. 그러나 팔꿈치를 뻗은 상태에서 스트레칭을 했을 때 고통스럽다면 팔꿈치를 구부린 상태에서 시작한다.

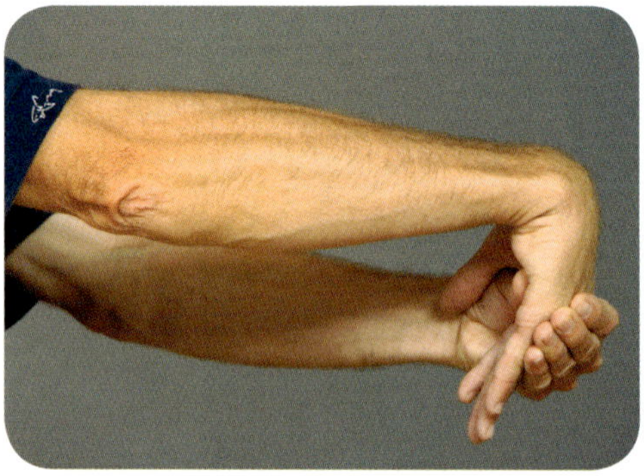

그림 6.23

수동적 스트레칭

수동적 스트레칭은 앉은 자세(그림 6.24) 또는 반듯이 누운 자세에서 수행할 수 있다.

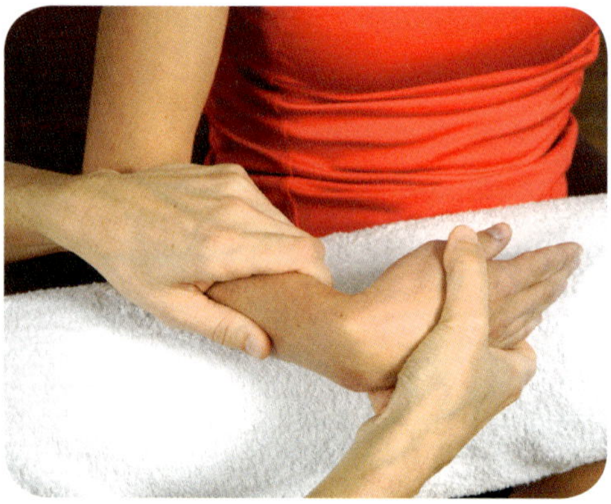

그림 6.24

TIP 고객이 엎드린 자세로 스트레칭을 하려면, 팔을 벌린 상태에서 손목을 견인하고, 마사지 베드 가장자리에 손을 대고 손목을 구부릴 수 있는지 확인한다.

내측 상과염(골퍼스엘보)

손목과 손가락의 굴곡근을 과도하게 사용하면 내측 상과염이 생길 수 있는데, 이는 골퍼스엘보로 더 잘 알려져 있다. 내측 상과염의 공통점은 굴곡근 기시점에 통증이 있다는 점이다.

능동적 스트레칭

내측 상과염에 유용한 능동적 스트레칭의 예는 그림 6.25 및 6.26에 나와 있다. 이 스트레칭은 벽이나 테이블에 손바닥을 기대면 좀 더 쉽게 적용할 수 있다. 손바닥을 책상에 대고 스트레칭을 하면 팔꿈치와 손목 관절을 통해 체중을 지탱할 수 있으며, 재활 과정이 끝날 때쯤에 적용하는 것이 바람직할 수 있다.

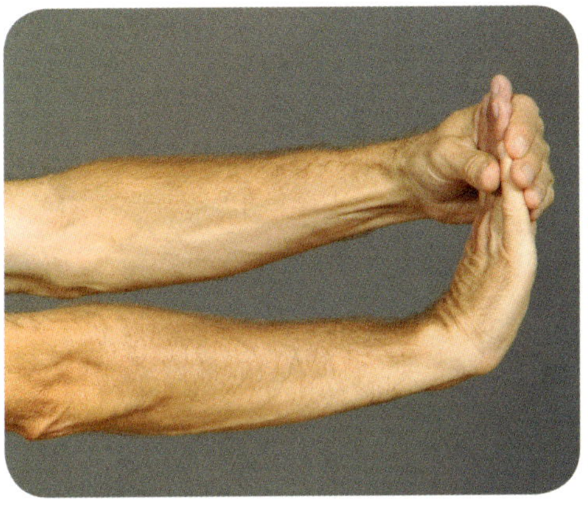

그림 6.25

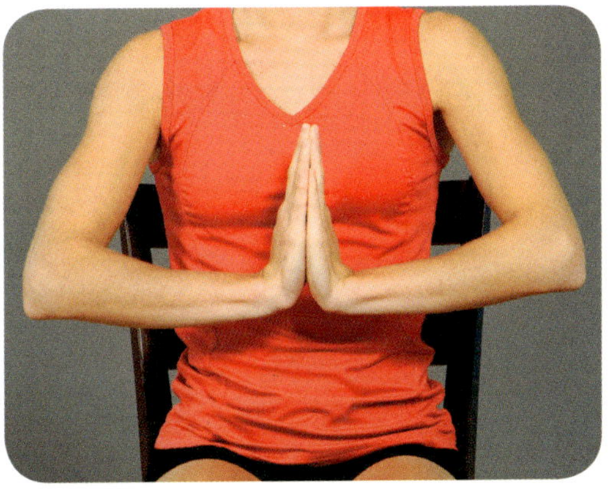

그림 6.26

수동적 스트레칭

외측 상과염에 대한 신전근의 수동적 스트레칭과 유사하게, 손목 굴곡 근육의 스트레칭은 고객이 앉거나(그림 6.27 참조) 또는 반듯이 누운 자세로 수행될 수 있다. 팔꿈치와 손가락을 완전히 늘리면 스트레칭의 강도가 증가한다.

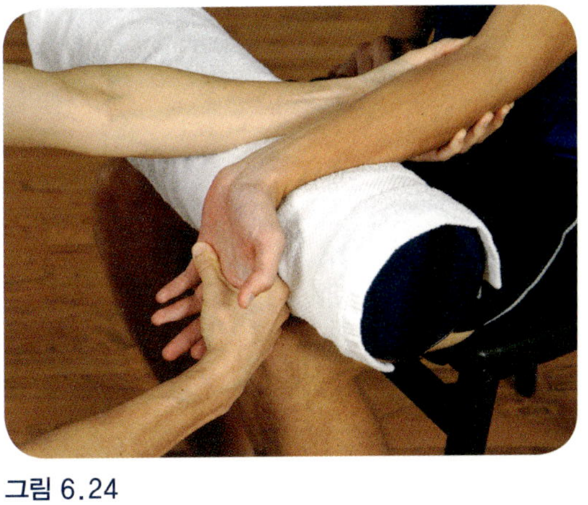

그림 6.24

경직된 팔꿈치

이 관절의 경직은 해당 부위를 수술했거나 위팔골절 같은 상태로 상지를 움직일 수 없을 때 흔히 나타난다. 팔꿈치의 움직임을 증가시키려 할 때, 굴곡과 신전의 움직임뿐만 아니라, 회내와 회외의 움직임을 포함하는 것이 중요하다.

능동적 스트레칭

환자는 팔꿈치의 신전 및 굴곡을 수행하여 관절을 완전히 펴거나 완전히 구부리도록 함으로써 움직임의 범위를 개선할 수 있다. 이 운동을 보다 쉽게 하는 방법은 그림 6.28과 같이 스트레칭을 수행하는 동안 환자가 팔을 테이블 위에 놓거나 그림 6.29와 같이 다른 손을 사용하여 스트레칭을 용이하게 하는 것이다.

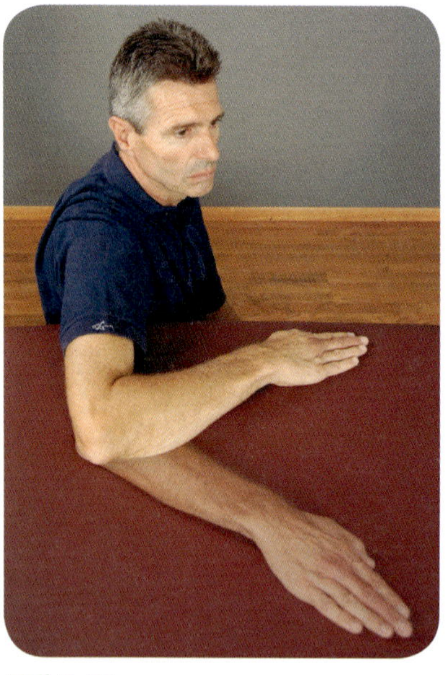

그림 6.28

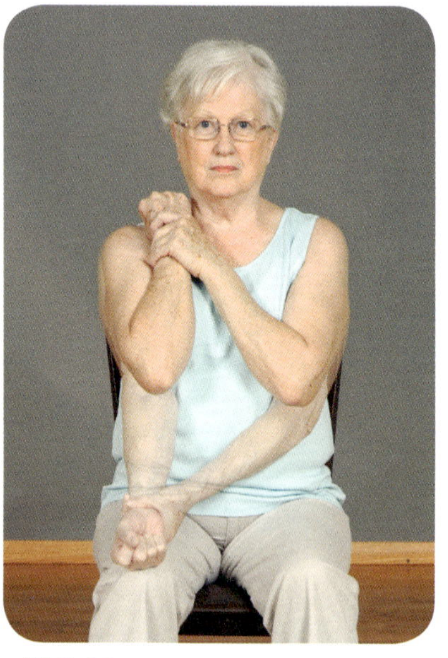

그림 6.29

수동적 스트레칭

팔꿈치 관절의 수동적인 굴곡과 신전(그림 6.30)은 수행이 쉽고 이 관절에서 운동 범위를 유지하거나 증가시키는 데 도움이 된다. 팔꿈치가 정상 범위를 통과할 때 수동적 회내와 회외가 추가될 수 있다. 이를 위한 한 가지 방법은 그림 6.31과 같이 환자의 손을 잡는 것이다.

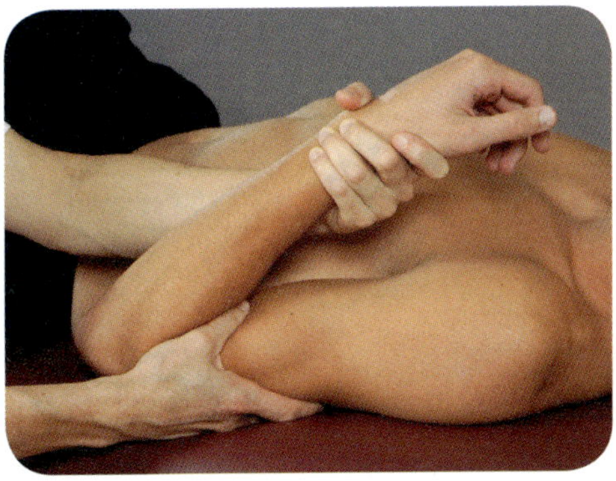

그림 6.30

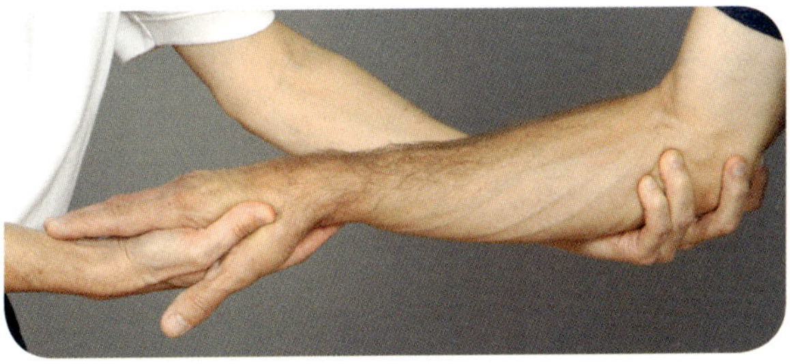

그림 6.31

손목 염좌

손목 인대의 염좌는 운동선수와 비운동선수 모두에게 흔한 부상이다. 일반적으로 스포츠 중에 대상자가 넘어지면서 손을 삐거나 또는 궂은 날씨에 노약자가 미끄러지면서 발생한다. 이때 붕대나 부목을 이용하여 삼각건으로 고정하여 팔을 보호하는 것을 흔히 볼 수 있다. 심한 경우 손목을 깁스해야 할 수도 있다. 움직이지 않게 되면 손목의 부드러운 조직이 굳어 굴곡, 신전, 요골 편위 및 척골 편위가 제한될 수 있다. 회내와 회외에도 제한이 있을 수 있다. 가동범위의 왼쪽 손목과 오른쪽 손목을 비교하는 것이 중요하다. 이는 매우 가변적이며 노인의 경우 줄어들 수 있다.

급성

급성 손목 염좌에는 스트레칭을 권장하지 않는다.

아급성

가벼운 스트레칭은 통증이나 부기가 가라앉은 아급성 단계에서 시작하면 도움이 될 수 있다. 인대를 치료하는 데 몇 주가 걸리고, 부상을 예방하려면 스트레칭이 제한적이어야 하므로 고객에게 조언할 때는 주의한다.

능동적 스트레칭

능동적인 스트레칭은 가동범위 회복에 도움이 된다. 유지해야 할 동작은 굴곡과 신전(그림 6.32)과 요골 편위 및 척골 편위(그림 6.33) 이 네 가지이다. 손목을 삔 후 조직 부기와 연부조직 수축의 증가로 인해 이러한 범위가 심하게 감소할 수 있다는 점에 유의한다. 간단한 능동적인 스트레칭은 고객이 이 네 가지 동작을 연습하는 것을 포함한다. 손목을 구부리면 손목과 손가락 신전 근육이 늘어나며, 손목을 뻗으면 손목과 손가락의 굴곡 근육이 늘어난다. 아래팔의 척골 쪽으로 손목의 편위는 요골 쪽 편위의 근육을 늘리고, 아래팔의 요골 쪽으로 손목의 편위는 척골 편위의 근육을 늘린다. 고객은 통증이 없는 범위 내에서 작은 진폭의 움직임부터 시작하여 시간이 지남에 따라 점차 움직임의 범위를 증가시켜야 한다. 능동적인 굴곡과 신전 운동은 수행하기가 쉽기 때문에 먼저 수행한다.

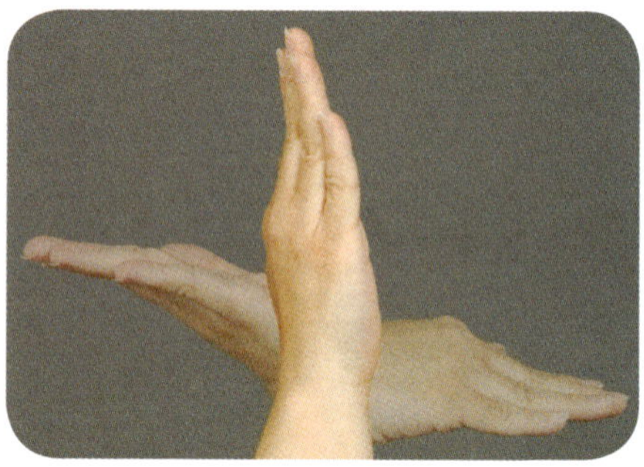

그림 6.32

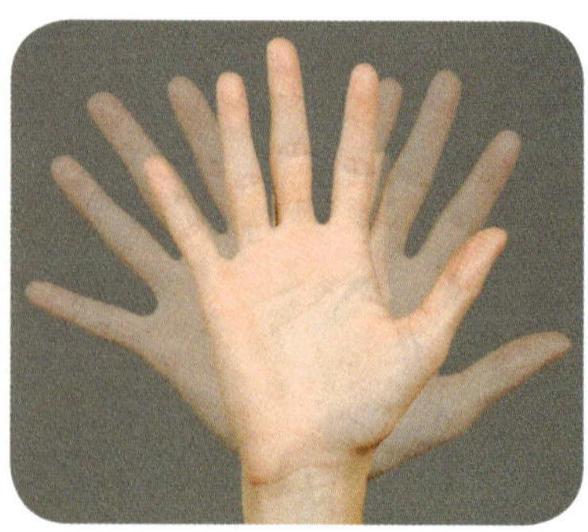

그림 6.33

TIP 손가락 굴곡근과 손가락 신전근의 긴 힘줄이 손목 관절을 가로지르기 때문에 손가락을 펴야 한다(그림 6.34, 6.35 및 6.36 참조).

수동적 스트레칭

아급성 손목 염좌에는 수동적 스트레칭이 권장되지 않는다.

경직된 손목과 손가락

다른 관절과 마찬가지로 부상을 입었거나 움직이지 않으면 손목이 경직될 수 있다. 능동적인 스트레칭과 수동적인 스트레칭 모두 가동범위를 증가시키고 관련 근육을 스트레칭하는 데 도움이 된다.

능동적 스트레칭

손목의 가동범위을 개선하려면 그림 6.32와 6.33에 나와 있는 스트레칭으로 시작한다. 손목과 손가락의 신전을 개선하기 위해 그림 6.34와 같이 손가락을 서로 연결하는 방법으로 진행한다.

보조 도구들을 활용하면 도움이 된다. 예를 들어 테니스공을 사용하면 손가락과 손목의 굴곡근 건을 늘릴 때 도움이 된다(그림 6.35). 이에 비해, 그림 6.36과 같이 밴드를 사용하면 손가락의 굴곡을 개선하여 신전근의 건을 늘릴 수 있다.

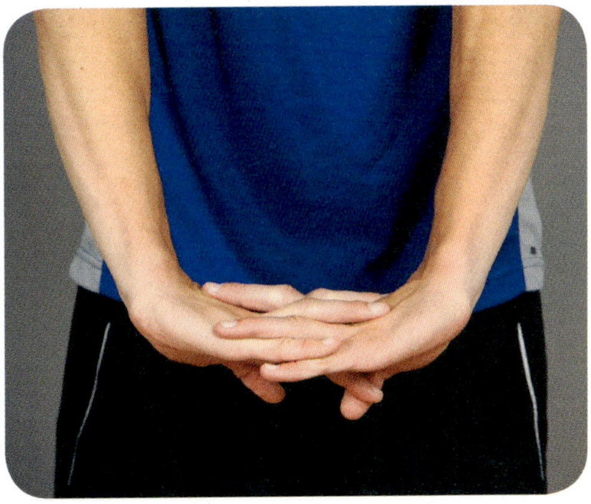

그림 6.34

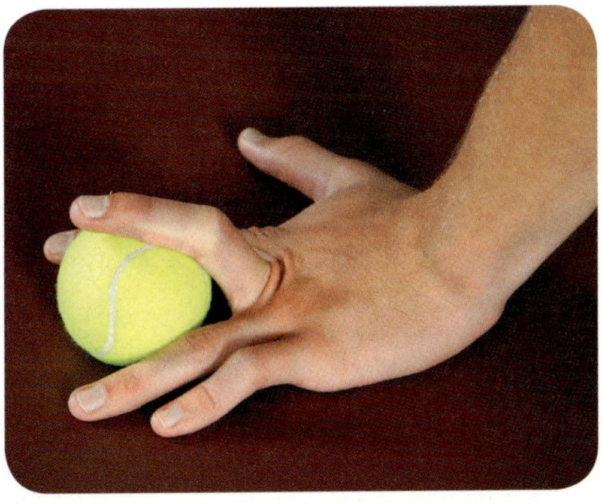

그림 6.35

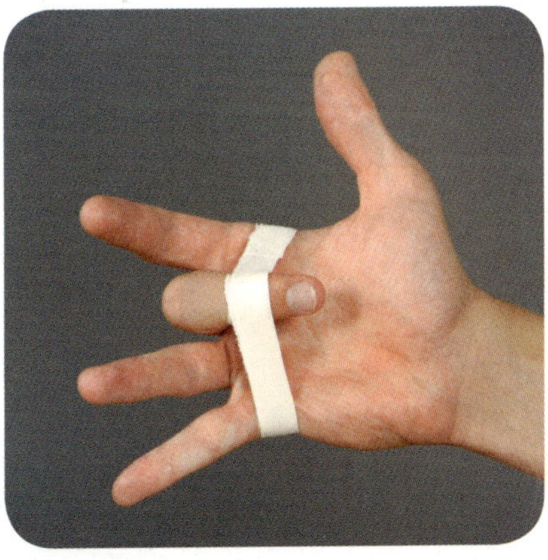

그림 6.36

수동적 스트레칭

손목을 수동적으로 견인할 수 있고(그림 6.37), 굴곡(그림 6.38), 신전(그림 6.39), 요골과 척골의 견인(그림 6.40)을 수행할 수 있다. 그림 6.39와 같이 손가락을 수동적으로 펴 주면 손목 굴곡근의 유연성을 증가시켜, 손목의 펴는 동작을 되찾을 수 있다.

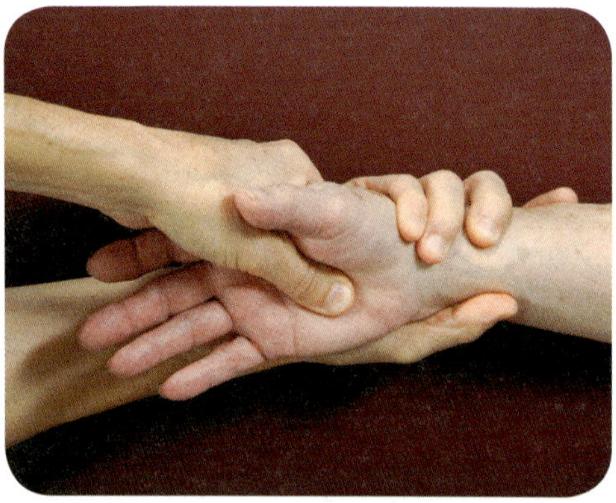

그림 6.37

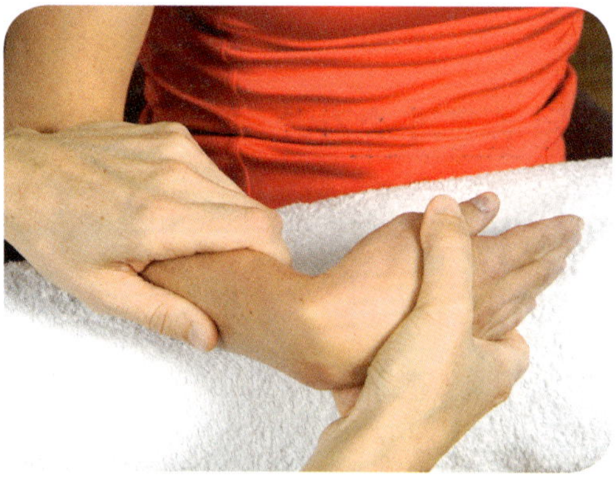

그림 6.38

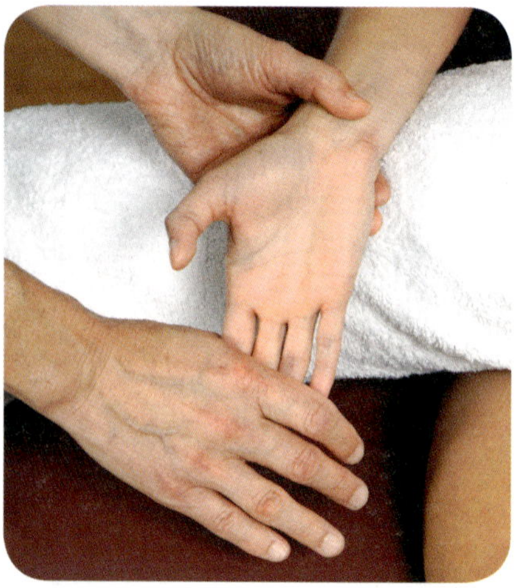

그림 6.39

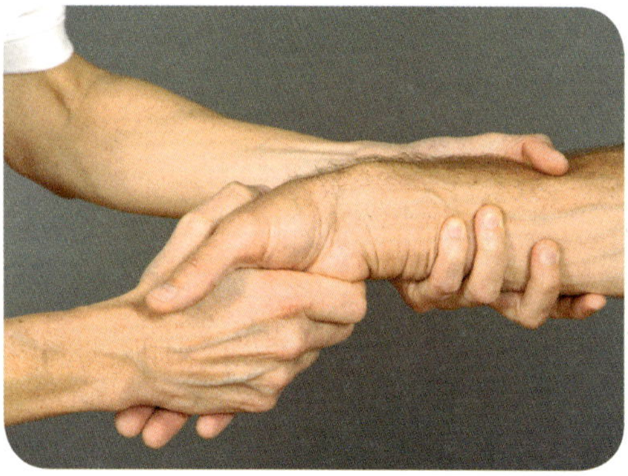

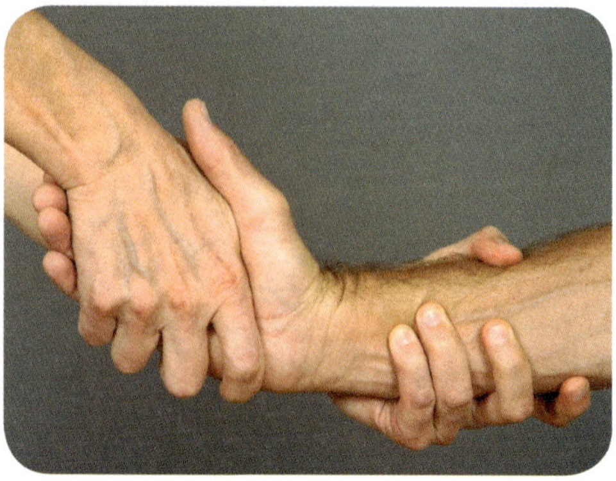

그림 6.40

손목터널증후군

손목터널증후군은 팔목을 구성하는 8개의 작은 뼈에 의해 형성된 손목터널을 통과할 때 중앙 신경의 손상을 수반하는 질환의 명칭이다. 이 증상은 손목터널 내에 압력이 축적되어 신경의 허혈(혈액부족)로 이어져 생긴 것으로 생각된다. 손목터널증후군은 차례로 손과 손가락에 통증과 손상을 가져오고, 종종 전완에까지 통증이 동반된다. 전완, 손목, 손가락의 부드러운 조직을 스트레칭하는 것은 손목터널 내의 압력을 완화하는 데 도움이 될 수 있으며, 따라서 보다 침습적인 치료에 유용한 보조 방법이 될 수 있다. 그러나 대상자는 흔히 이 질환으로 마비, 저림 증상, 통증을 경험하기 때문에 치료사가 고객으로부터 피드백을 받는 동안 수동적인 스트레칭은 주의를 기울일 필요가 있다. 증상을 악화시키지 않는 것이 중요하다. 각각의 상황마다 다르기 때문에 적은 양의 스트레칭을 시도하고 통증 개선에 유의해야 한다. 일부 고객들은 밤에 움직이면 상태가 악화되기 때문에 손목에 부목을 끼고 자야 하고, 이 경우 손목의 굴곡이나 펴는 동작이 제한될 수 있다. 하지만 일부 연구에서 알 수 있듯이, 손목의 압력이 증가하여 통증이 나타나는 경우에는 손목과 전완 주변 연부조직의 스트레칭이 도움이 될 수 있다.

능동적 스트레칭

손목을 스스로 견인하는 방법(그림 6.41 참조)이 도움이 될 수 있다.

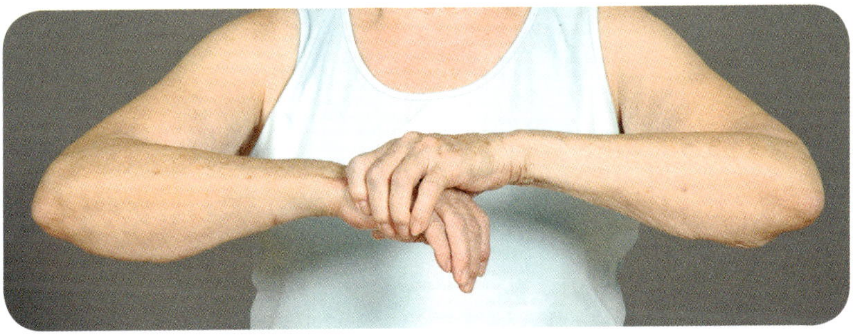

그림 6.41

수동적 스트레칭

그림 6.37과 같이 손목을 잡아당기는 것으로 시작할 수 있다. 그림 6.42와 같이 손바닥을 스트레칭해 줄 때 환자가 스트레칭을 감지하고 피드백을 제공할 수 있다면 통증을 완화하는 데 도움이 될 수 있다.

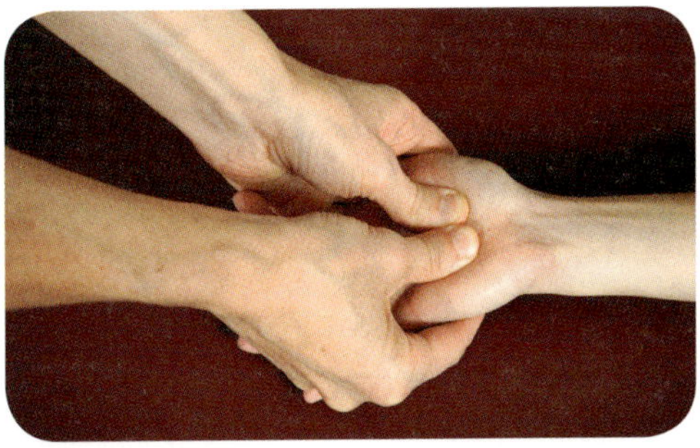

그림 6.42

간단한 질문

1. 진자 동작처럼 팔을 휘두르는 것은 무엇을 하는 것이며, 어떤 상태에서 유용한가?
2. 내부 회전근육이 타이트한 고객을 위해 횡방향 강화 운동을 하는 것이 스트레칭 프로그램에 모두 포함되는 이유는 무엇인가?
3. 내측 상과염과 외측 상과염을 고려할 때, 스트레칭 시 팔꿈치가 펴진 상태를 유지하는 것이 왜 중요한가?
4. 손목 부상에서 회복하는 것을 도울 때 손가락을 펴는 것은 왜 중요한가?
5. 이 관절의 염좌 이후에 움직임 회복을 위해 해야 하는 손목의 네 가지 동작은 무엇인가?

7

몸통 스트레칭

일반 사람들이 하는 가장 흔한 불만 중 하나는 허리통증에 대한 것이다. 이 장에서는 허리뿐만 아니라 가슴과 목에 대한 스트레칭 사례를 찾아볼 수 있다. 이 장의 근골격 질환에는 아급성(급성과 만성의 중간 정도)의 채찍질 손상, 사경(기울어진 목), 경직된 목, 경직된 목 근육, 경직된 가슴 근육, 허리 근육 좌상, 경직된 요추 등이 포함된다. 25개의 능동적 스트레칭과 19개의 수동적 스트레칭 등 모두 44개의 스트레칭이 있다. 이것은 표 7.1에 열거되어 있다.

참고: 5장과 6장에서 다루는 상황별 스트레칭과 마찬가지로, 7장에서 다루는 스트레칭이 등과 목 관련 질환자를 대상으로 하는 유일한 스트레칭 방법이거나 유일한 치료법은 아니다. 각 병리에 대해 유용한 스트레칭 방법은 표 7.1에 제시되어 있다. 표의 숫자(예: 7.1, 7.2)는 스트레칭 그림을 지칭하는 것이다. 여기에는 스트레칭을 개선하기 위한 팁과 아이디어도 포함되어 있다.

표 7.1 몸통을 위한 스트레칭

	능동적	수동적
목		
채찍질 손상 : 급성	권장되지 않음	권장되지 않음
채찍질 손상 : 아급성	그림 7.1, 131쪽 그림 7.2, 131쪽 그림 7.3, 131쪽 그림 7.4, 131쪽	그림 7.5, 131쪽
사경 (기울어진 목)	그림 7.6, 132쪽	그림 7.5, 131쪽

	능동적	수동적
목		
경직된 목	그림 7.7, 133쪽 그림 7.1, 131쪽 그림 7.2, 131쪽 그림 7.3, 131쪽 그림 7.4, 131쪽	그림 7.8, 134쪽 그림 7.9, 134쪽 그림 7.10, 135쪽 그림 7.11, 135쪽 그림 7.12, 135쪽 그림 7.13, 136쪽 그림 7.14, 136쪽 그림 7.15, 136쪽 그림 7.16, 136쪽 그림 7.5, 131쪽
경직된 목 근육	그림 7.17, 137쪽 과압으로, 그림 7.1, 131쪽 그림 7.2, 131쪽 그림 7.3, 131쪽 그림 7.4, 131쪽 그림 7.6, 132쪽 그림 7.7, 133쪽	그림 7.5, 131쪽 그림 7.8, 134쪽 그림 7.9, 134쪽 그림 7.10, 135쪽 그림 7.11, 135쪽 그림 7.12, 135쪽 그림 7.13, 136쪽 그림 7.14, 136쪽 그림 7.15, 136쪽 그림 7.16, 136쪽
몸통		
흉추 후만	그림 7.18, 138쪽 그림 7.19, 139쪽 그림 7.20, 139쪽 그림 7.21, 139쪽 그림 7.22, 140쪽	그림 7.23, 140쪽 그림 7.24, 140쪽 그림 7.25, 141쪽
요통 : 급성	권장되지 않음	권장되지 않음
요통 : 아급성	그림 7.26, 142쪽 그림 7.27, 143쪽 그림 7.28, 144쪽 그림 7.29, 144쪽 그림 7.30, 145쪽 그림 7.31, 145쪽 그림 7.32, 145쪽 그림 7.33, 145쪽 그림 7.34, 146쪽	그림 7.37, 147쪽 그림 7.38, 147쪽 그림 7.39, 147쪽

	능동적	수동적
몸통		
	그림 7.35, 146쪽 그림 7.36, 146쪽 그림 7.40, 148쪽	
경직된 요추	그림 7.40, 148쪽 그림 7.41, 148쪽 그림 7.26, 142쪽 그림 7.27, 143쪽 그림 7.28, 144쪽 그림 7.29, 144쪽 그림 7.30, 145쪽	그림 7.42, 149쪽 그림 7.43, 149쪽 그림 7.44, 150쪽 그림 7.37, 147쪽 그림 7.38, 147쪽 그림 7.39, 147쪽
추간판 탈출증 : 해결법	의학적 승인을 받은 후, 그림 7.26, 142쪽 그림 7.27, 143쪽 그림 7.28, 144쪽 그림 7.29, 144쪽 그림 7.30, 145쪽 그림 7.40, 148쪽 그림 7.41, 148쪽	의학적 승인을 받은 후, 그림 7.37, 147쪽 그림 7.38, 147쪽 그림 7.39, 147쪽 그림 7.42, 149쪽 그림 7.43, 149쪽 그림 7.44, 150쪽

채찍질 손상

채찍질 손상은 목이 강제로 꺾일 정도로 급가속 또는 급감속이 되었을 때 입는 부상이다. 정상적인 움직임 범위를 너무 빠르게 지나칠 때 발생한다. 채찍질 손상은 보통 머리가 앞으로 쏠린 다음 다시 뒤로 젖혀지거나, 머리가 좌우로 심하게 굴곡이 발생하는 자동차 사고와 관련이 있다. 그러나 갑자기 머리와 목을 아프게 하는 다른 어떤 방법으로도 부상은 발생할 수 있다. 그것은 의도하지 않고 감당할 수 있는 능력을 넘어선 갑작스런 과도한 스트레칭으로 인해 목 주변의 구조가 찢어짐으로 인해 통증이 발생한다. 이 부상은 근육과 그 건, 인대, 추간판 또는 척수 관절 캡슐을 포함하여 목의 어떤 구조에도 손상을 초래할 수 있다. 혈관과 신경이 늘어져 있을 수 있고, 심한 경우에는 경추에 골절이 있을 수 있다.

급성

채찍질 손상의 초기에는 스트레칭을 해서는 안 된다. 어떤 형태의 스트레칭도 종종 너무 많은 고통, 연부조직의 부기, 근육 경련 등을 초래한다. 추가적으로, 환자들은 현기증을 겪을 수 있고 능동적이든 수동적이든 목의 움직임을 두려워할 수 있다. 단, 질환이 만성적으로 될 가능성을 줄이기 위해 가능한 한 빨리 정상 활동(작업 포함)으로 복귀하는 것이 중요하다. 따라서 환자에게 안전한 시간을 결정하기 위해 치료사와 의사가 중재하는 것은 필수요소이다.

아급성

가능한 한 빨리 운동 범위(ROM)를 유지하고 개선하는 것이 중요하다. 치료적 개입이 지연되는 경우, 환자들은 때때로 사경(기울어진 목)이 생기기도 한다(132쪽 참조). 비록 통증이 가라앉는 시기일 수 있지만, 이 단계를 정확하게 정의하기는 어렵다. 대부분의 경우 여기에 설명된 완만한 가동범위의 스트레칭을 수행하는 것이 채찍질 손상에서 회복하는 데 도움이 될 것이다. 그러나 고객이 이러한 동작을 수행하는 동안 통증, 무감각, 얼얼함 또는 현기증을 경험할 경우 이를 중단해야 한다.

능동적 스트레칭

채찍질 손상 환자는 목의 연약한 고리에 고정되어 있다가 제거될 때 환자의 목이 취약해져서 머리와 목을 정상적으로 움직여서 부상을 당할 우려가 없게 해야 한다. 그 결과 목의 조직이 짧아져 목뿐만 아니라 어깨에도 손상을 입힐 수 있다. 따라서 가능한 한 빨리 목의 정상적인 운동 범위를 회복하는 것이 중요하다. 운동 범위가 적은 간단한 운동이 안전하긴 하지만 스트레칭 수단으로 자주 사용되지는 않는다. 고객에게 하루 종일 정기적으로 굴곡(그림 7.1), 신전(그림 7.2), 측면 굴곡(그림 7.3), 회전(그림 7.4)을 천천히 수행하도록 지시한다. 굴곡은 목 신전근(예: 척추기립근, 상부승모근)을 스트레칭하는 데 도움이 되며, 신전은 목 굴곡(예: 사각근)을 스트레칭하는 데 도움이 되고, 측면 굴곡과 회전은 상부승모근과 흉쇄유돌근의 스트레칭을 돕는다. 최상의 효과를 위해, 고객은 어깨를 정면을 향하게 하고 한쪽으로 굽히지 않고 몸통으로 회전하지 않도록 해야 한다.

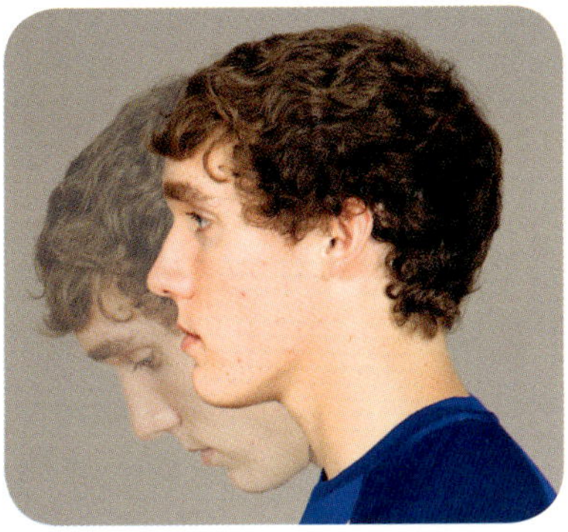
그림 7.1

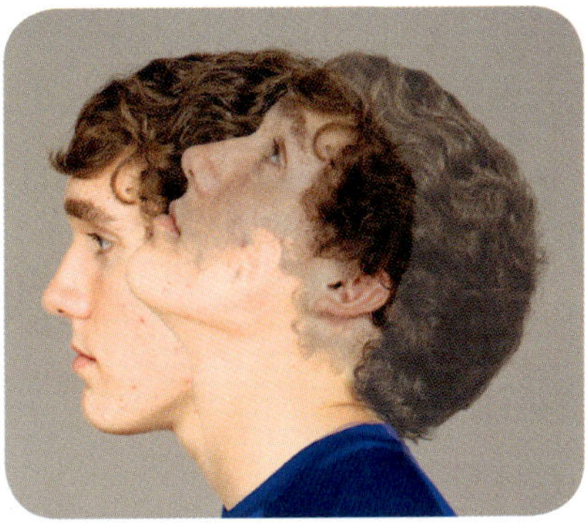
그림 7.2

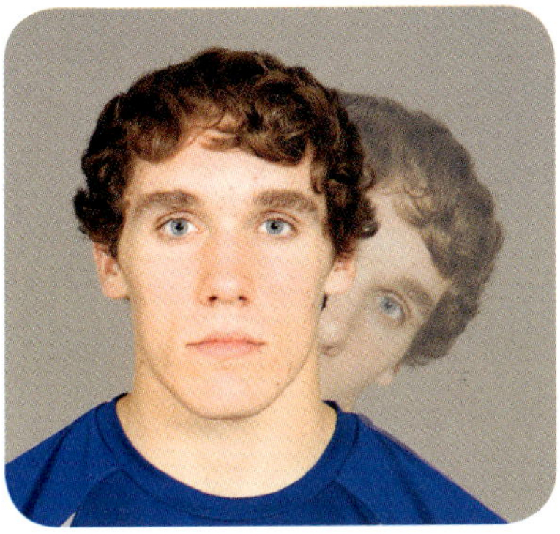
그림 7.3

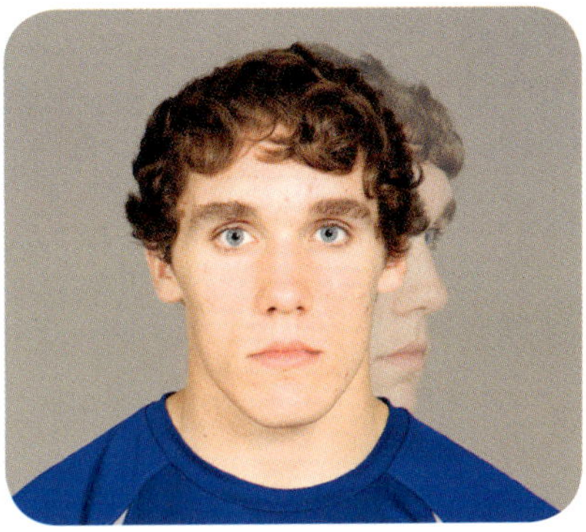
그림 7.4

TIP 만약 고객이 무릎에 손을 얹고 앉아서 이러한 스트레칭을 하는 것이 불편하다고 느낀다면, 어깨가 항상 수동적으로 올려지도록 팔뚝과 팔꿈치를 의자의 팔걸이에 올려 놓게 한다. 이 자세에서는 어깨(견갑거근과 상부승모근)를 상승시키는 근육과 주변 근막의 긴장이 약간 낮아져 능동적인 목의 스트레칭이 더욱 편안해진다.

수동적 스트레칭

안전하고 완만한 수동적 스트레칭은 수건을 사용하여 목을 쉽게 회전시켜 조직의 긴장을 최소화하는 것이다. 환자의 머리 아래에 수건을 놓고, 수동적인 목의 회전을 위해 수건을 부드럽게 움직인다(그림 7.5).

TIP 만약 고객이 그의 머리 아래를 받쳐 준다면 받쳐 주는 것이 없을 때보다 더 많은 도움을 받고 긴장을 풀 가능성이 높다. 머리를 드는 것은 사실상 치료에는 도움이 안 되는데, 마사지 베드가 있다면 머리를 들 필요가 없어 더 좋다.

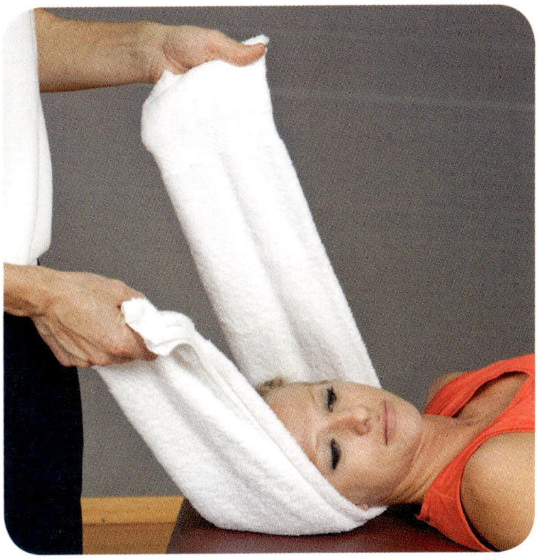
그림 7.5

사경(기울어진 목)

사경에는 몇 가지 유형이 있다. 그중 연축성 사경은 과거에 채찍질 손상이나 흉쇄유돌근이나 상부승모근의 경련을 겪어 본 경험이 있는 고객에게 발생한다.

능동적 스트레칭

연축성 사경으로 고생하는 고객들은 목의 능동적인 움직임이 어렵고 고통스럽다고 한다. 그들은 그림 7.6에서처럼 경련을 느끼는 반대쪽으로 고개를 돌려 쉬는 것이 도움이 될 수 있다. 이 자세는 경련을 일으키는 근육을 늘려 주는 것에 도움이 되고, 작은 베개나 받침을 사용하여 목 신전근을 부드럽게 지지해 줄 수 있다. 고객이 근 긴장도를 낮추기 위해 휴식을 취하고 경련을 줄일 수 있도록 이 자세를 안내해 주어라.

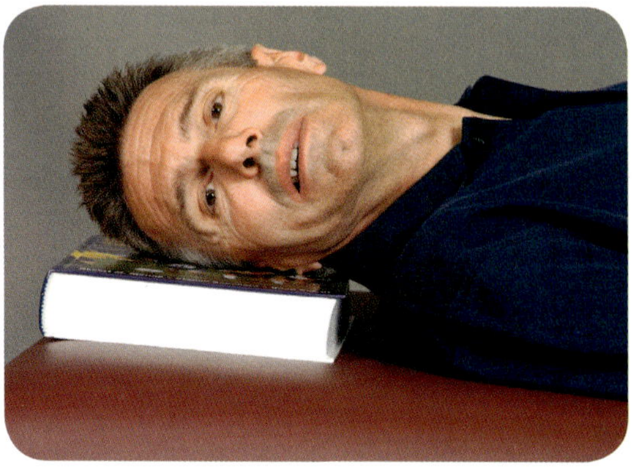

그림 7.6

수동적 스트레칭

그림 7.5와 같이 수건을 사용하여 부드럽게 수동적으로 움직이는 것이 도움이 된다. 그러나 근육이 짧아진 자세로 잡으면 경련이 일어나기 쉬우므로 경련이 발생한 방향으로 고개를 돌릴 때는 주의해야 한다.

경직된 목

목이 경직되는 원인은 여러 가지가 있다. 근골격계 원인 중 일부는 긴 전화 통화를 하거나 컴퓨터 작업을 할 때처럼 너무 오랫동안 정적인 위치를 유지하는 데서 기인한다. 테니스, 배드민턴, 암벽 등반, 수영과 같이 과도하게 팔 운동을 하는 스포츠는 머리를 한 방향으로 돌릴 때 목 근육의 통증과 긴장감을 유발할 수 있다. 어떤 고객들은 앉거나 서 있을 때, 불편한 자세로 잠을 잤을 때 목이 뻐근하다고 보고한다. 채찍질 손상을 당한 환자들은 재활의 일환으로 가동성을 다루지 않았을 경우 목 경추 움직임 범위의 감소를 동반하는 경우가 많다. 이러한 각각의 예에서 스트레칭은 근육의 긴장을 감소시키고 경직된 느낌을 줄이는 데 도움이 될 수 있다.

능동적 스트레칭

능동적 스트레칭은 목이 경직된 환자들이 자기관리를 하는 데 있어 중요한 부분이다. 예를 들어 능동적 가동범위(그림 7.1~7.4)에서 급성과 아급성인 경우에는 중간 정도로 스트레칭하는 것이 좋다.

TIP 목의 회전을 실시할 때 고객이 경직성을 감소시키도록 유도하는 한 가지 방법은, 어깨너머를 볼 때마다 관찰할 수 있는 것에 주목하게 하면서 자기 뒤쪽을 더 멀리 보게끔 유도하는 것이다. 그리고 바로 누운 자세에서 이 스트레칭을 한다면 더 많은 압력이 가해져 좀 더 수행하기가 쉽다.

능동적인 목의 움직임은, 예를 들어 고객이 측면 목 굴곡(그림 7.7)을 수행할 때, 부드럽게 압력을 가하는 것으로 개선할 수 있다. 여기에서 어깨를 내리면(바닥을 향해 손을 뻗음으로써) 이 근육들 중 일부(견갑거근과 상부승모근)도 어깨를 들어 올리는 근육이기 때문에, 측면 목 굴곡부를 좀 더 펴는 데 도움이 된다.

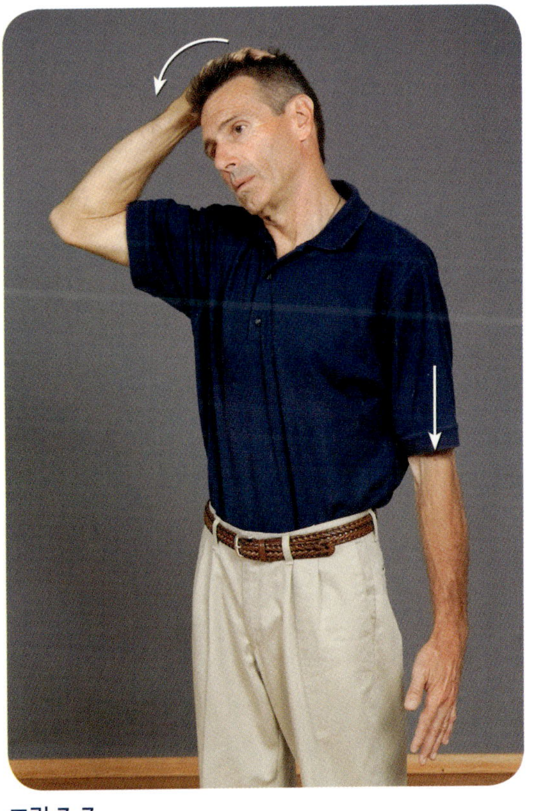

그림 7.7

수동적 스트레칭

수건을 사용하여 목을 부드럽게 수동적으로 회전시키는 것(그림 7.5)은 목이 경직된 고객을 치료할 때 유용한 출발점이다. 만약 마사지 치료사라면, 그림 7.8처럼 경추 신전근에 부드러운 조직을 견인하는 것에 익숙할 것이다. 소량의 오일을 사용하면, 손가락 끝을 이용하여 피부 밑의 부드러운 조직과 목 양쪽의 극돌기를 부드럽게 끌어당길 수 있을 것이다. 후두골에 가하는 부드럽고 지속적인 압력은 조직의 순환을 용이하게 하며 목의 전방 굴곡 개선에 도움이 될 수 있다. 어떤 자세로 치료하는 것이 가장 효율적인지 앉거나 무릎을 꿇고 자세를 취해 보라.

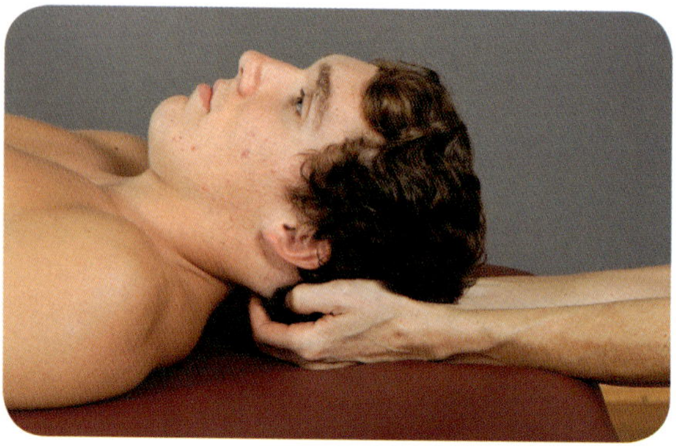

그림 7.8

대안은 그림 7.9와 같이 수건을 사용하여 부드럽게 견인하는 것이다. 수건을 후두골에 부드럽게 고정시키고, 수건을 고객의 머리에 바짝 밀착시켜 약 30초간 견인력을 유지한다. 목을 늘리지 않도록 주의한다.

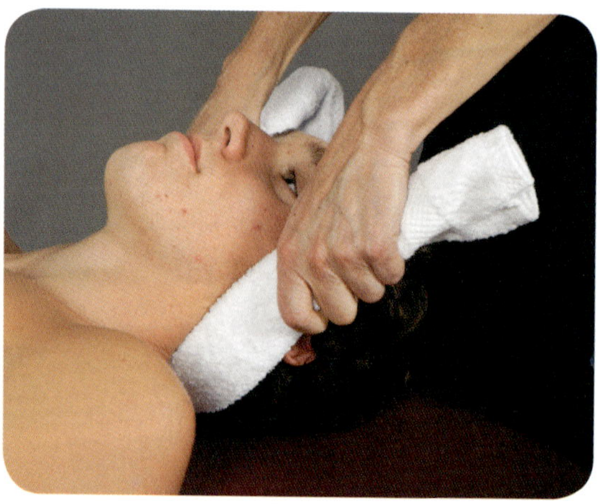

그림 7.9

세 가지의 유용한 수동식 스트레칭이 있다. 이것은 목의 외측 굴곡을 위한 것이며, 각각 MET 스트레칭으로 쉽게 전환될 수 있다. 고객이 반듯이 누우면 어깨를 부드럽게 누르고 머리와 목을 동시에 수동적으로 외측 굴곡하여 늘릴 수 있다(그림 7.10). 이 스트레칭은 고객이 앉은 상태에서도 수행할 수 있다(그림 7.11).

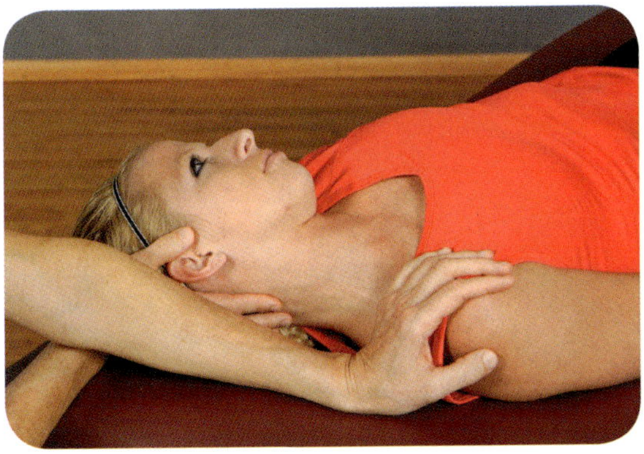

그림 7.10

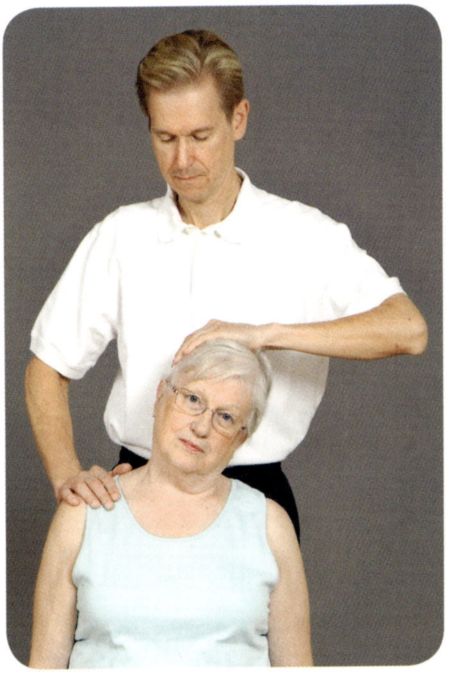

그림 7.11

또는 양쪽 어깨를 동시에 적용시킬 수 있으며(그림 7.12), 견갑거근의 스트레칭을 도울 수 있다.

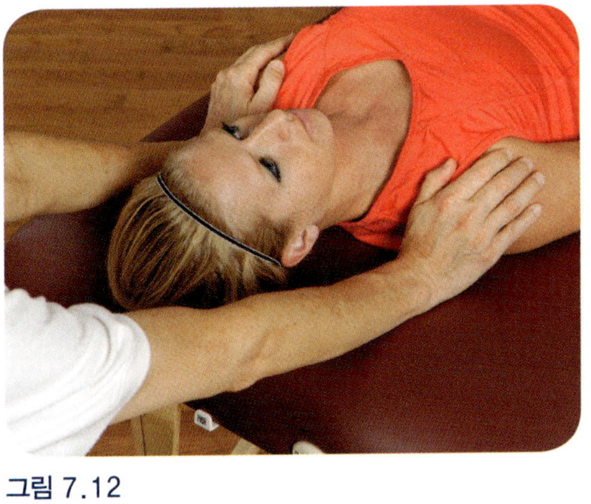

그림 7.12

연부조직 이완은 경직된 목을 치료하기 위한 또 다른 형태의 유용한 스트레칭이며, 승모근(그림 7.13과 7.14)과 특히 견갑거근(그림 7.15과 7.16)을 스트레칭해 줄 수 있다.

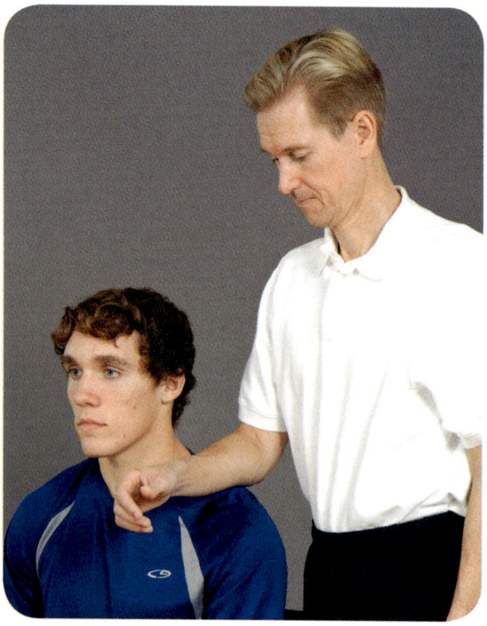

그림 7.13

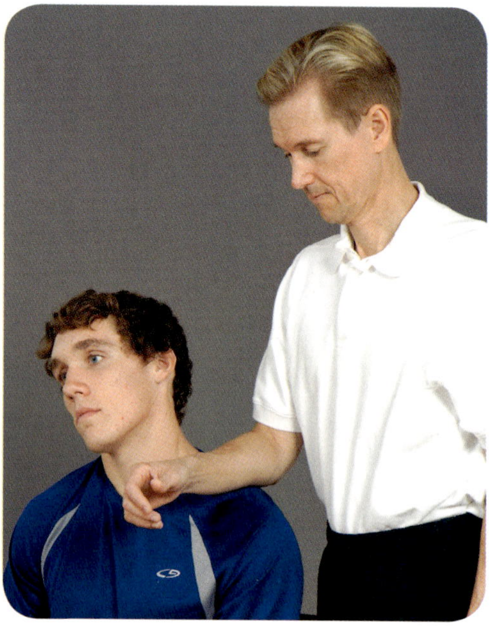

그림 7.14

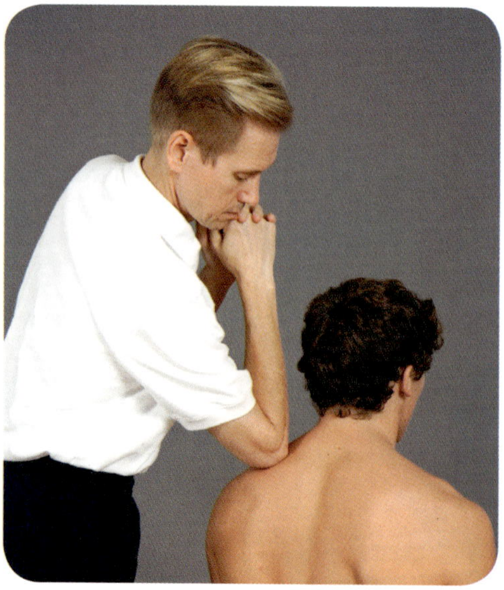

그림 7.15

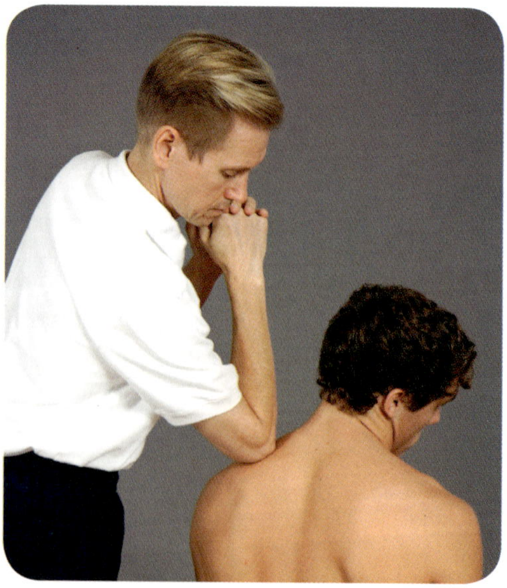

그림 7.16

경직된 목 근육

목 근육의 긴장은 대부분 경직의 형태로 발생한다. 움직임이 부족할 때, 장시간 정지된 자세를 유지할 때, 어깨와 목 근육을 과도하게 사용할 때 주로 발생한다. 또한 우리가 불안하거나 스트레스를 받을 때에도 긴장이 증가한다. 지금까지 묘사된 모든 능동적, 수동적 스트레칭은 목 근육의 긴장을 해결하는 데 도움이 된다.

능동적 스트레칭

그림 7.1~7.4, 그림 7.6~7.7 그리고 간단한 수축(그림 7.17)은 목 후면에 있는 작은 추간골의 근육을 펴는 데 도움을 준다. 이것은 그림 7.2처럼 머리와 목을 늘려 주는 것과는 상당히 다르다. 그림 7.17에서 고객은 자신의 턱이 선반 위에 놓여져 있는 것을 상상하여 '이중' 턱의 외관을 갖게 한다. 이 운동은 하루 종일 규칙적으로 시행될 수 있으며, 목의 후면 조직을 압박하는 목 신전과는 상당히 다르게 목 조직을 늘리는 데 도움이 된다. 많은 고객들이 이 스트레칭의 느낌을 싫어하는데, 왜냐하면 그것은 어떤 조직들은 늘어나게 하고, 보통 이런 식으로 영향을 받지 않는 다른 조직들은 압축하기 때문이다. 그러나 경추 전만이 진행 중인 환자를 치료하는 데 스트레칭은 매우 중요하다.

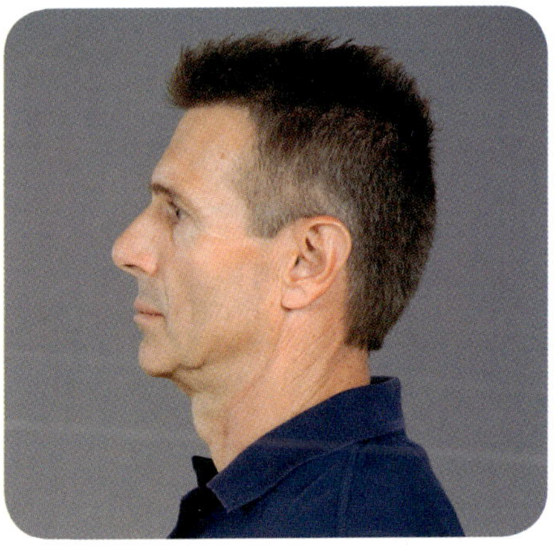

그림 7.17

TIP 고객이 이 간단한 스트레칭을 정확하게 하고 있는지 확인하는 좋은 방법은, 그녀에게 반듯하게 누워 있으라고 하는 것이다. 고객 목의 경추 곡선 중앙에 손가락을 대고, 고객이 스스로 목으로 당신 손가락을 눌러서 마사지 베드 아래까지 누르도록 지도한다. 동작 수행 시 손가락으로 환자의 목부터 마사지 베드까지 부드럽게 접촉을 유지하여 고객이 지속적으로 목 부위 수축을 유지할 수 있게 한다.

수동적 스트레칭

그림 7.5에서 7.16까지 모든 수동적인 스트레칭은 목 근육의 긴장을 치료할 때 유용하다.

경직된 가슴 근육

척추후만증은 척추의 정상적인 굴곡이 증가한 경우인데, 흔히 경추 뼈가 앞쪽으로 기울고 노인들에게서 쐐기 모양으로 형성된다. 그러나 많은 젊은 사람들은 몸의 앞부분의 근육이 짧아지고 뒷부분의 근육이 길어지면서 척추에 작용하는 힘의 불균형이 생기고, 긴장에 반응하여 척추에 작용하는 굴곡에 불균형이 생긴다. 후만증 자세로 견갑골이 빠지면서 상완골을 내회전시켜 문제를 발생시킨다. 따라서 이 자세와 관련된 근육의 단축을 확인하고 해결하는 것이 중요하다(상완골을 내회전시키는 근육들의 스트레칭에 대한 내용은 6장 111쪽 참조). 능동적인 스트레칭과 수동적인 스트레칭은 가슴 근육을 늘이는 데 도움이 된다.

능동적 스트레칭

가슴 근육을 적극적으로 스트레칭하는 방법은 많다. 여기에 다섯 가지 예가 있다. 그림 7.18에서 고객은 단순히 팔을 벽이나 문틀에 대고 서서 가슴과 앞쪽 어깨 부위의 스트레칭을 느낄 때까지 작은 보폭으로 한 걸음 앞으로 나간다. 손을 수평 위치에서 위로 움직이면 주요 가슴 근육의 여러 섬유들이 이완된다.

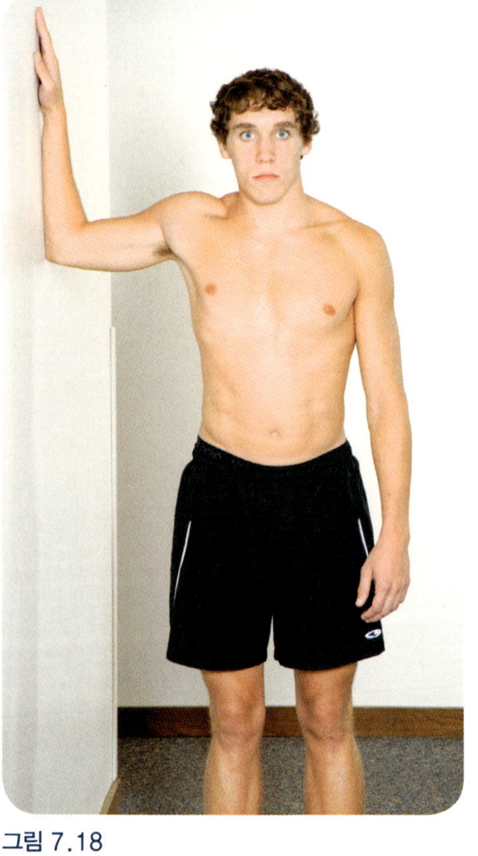

그림 7.18

이와는 대조적으로, 한 단계 더 수준 높은 스트레칭은 그림 7.19와 같다. 여기서 고객은 그림과 같이 짐볼 위에 안전하게 자리를 잡고 쉴 수 있어야 한다. 이러한 자세는 서 있기 어려운 노인이나 균형 잡기 어려운 일부 고객에게는 적합하지 않을 수 있다.

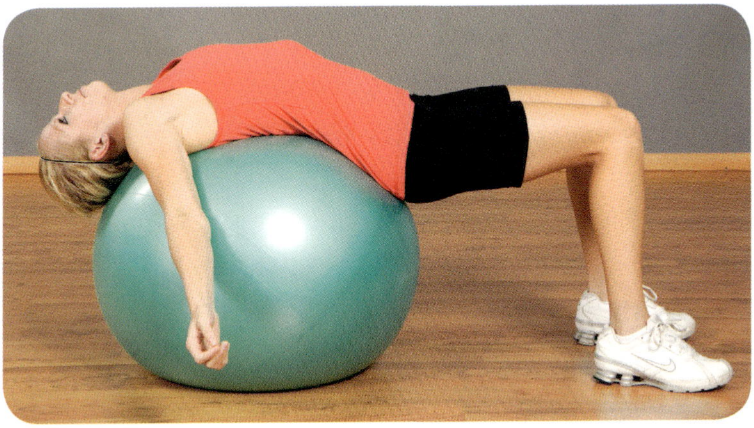

그림 7.19

대안으로는 그림 7.20과 같이 흉부와 머리를 따라 세로 방향으로 폼롤러 또는 롤업된 수건을 사용하여 반듯하게 누운 자세에서 쉬는 방법이 있다.

견갑골을 움직이면서 능형근을 수축시키는 것이(그림 7.21) 가슴 근육의 수축을 억제한다는 것을 기억하라. 이 운동은 특히 오래 앉아 있는 사람들이 하루 종일 규칙적으로 반복 수행할 수 있다.

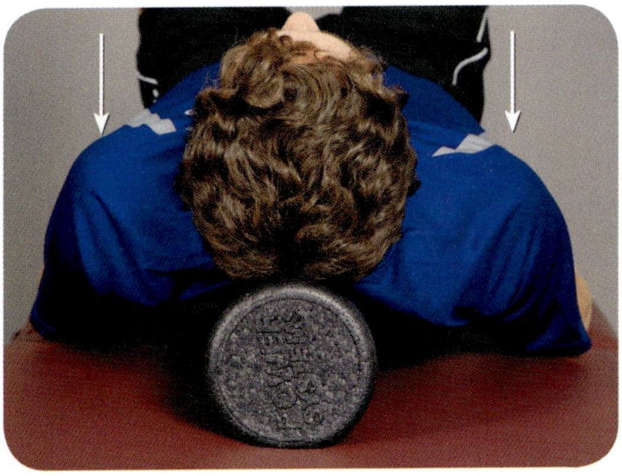

그림 7.20

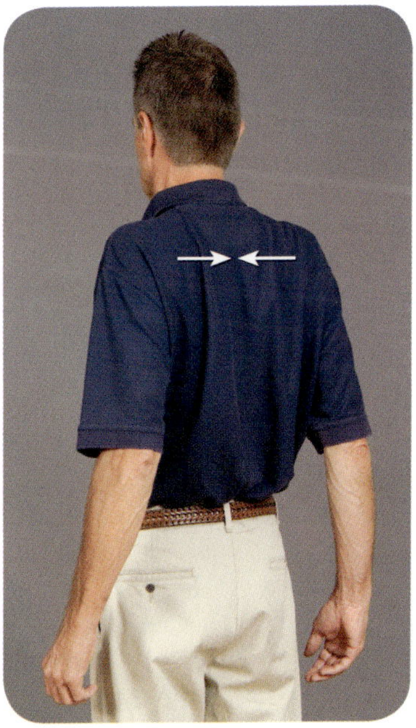

그림 7.21

마지막으로, 고객은 앉거나 서 있는 동안 그림 7.22에서 수건을 도구로 사용할 수 있다. 이런 스트레칭은 등 뒤에서 두 손을 꽉 잡을 수 없는 고객에게 좋다.

수동적 스트레칭

가슴 근육을 수동적으로 펼 수 있는 가장 간단한 방법 중 하나는 그림 7.23과 같이 고객을 마사지 베드에 눕히고 어깨에 압력을 가하는 것이다. 스트레칭을 늘리기 위해 받침대 또는 폼롤러를 머리부터 등 뒤에 길게 받칠 수 있다.

가슴 근육은 또한 일방적으로 늘어날 수 있다. 그림 7.24와 같이 한 번에 몸의 한쪽, 즉 고객이 양쪽의 스트레칭을 견딜 수 없는 경우에 유용하다. 아마도 한쪽의 어깨 부상으로 인해 스트레칭을 할 수 없는 경우가 해당될 수 있다. 가슴과 겨드랑이의 한쪽을 늘이기 위해서는, 어깨가 마사지 베드 가장자리에 앉도록 팔을 뻗은 채로 고객을 편안하게 해주는 것이 필요하다. 이렇게 하면 팔을 부드럽게 수평으로 뻗을 수 있다. 이와 같이 가슴 확장을 하는 것의 또 다른 장점은 지렛대원리를 이용하기 때문에 매우 강한 스트레칭을 필요로 하는 고객들에게 도움이 된다는 것이다.

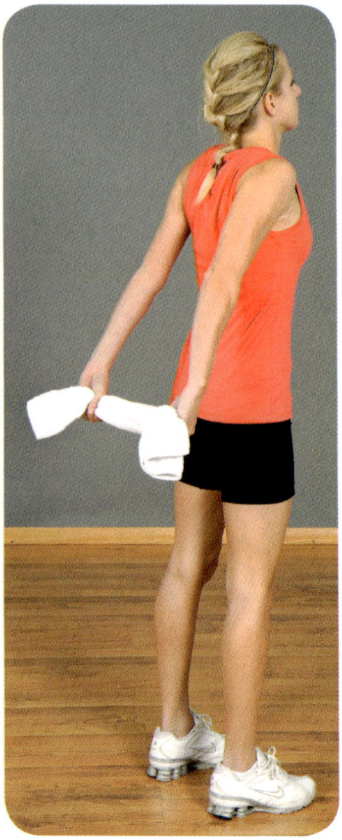

그림 7.22

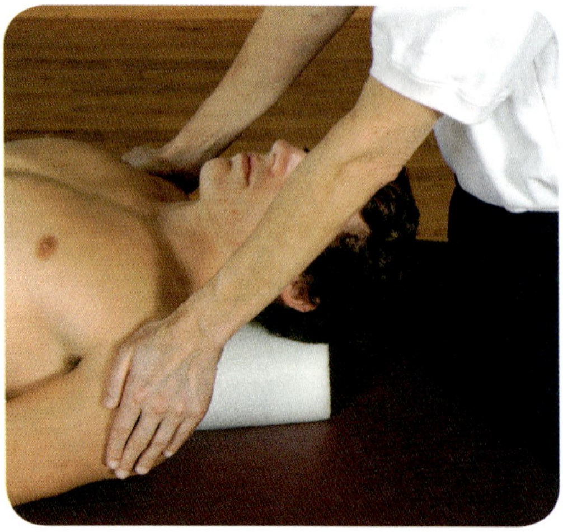

그림 7.23

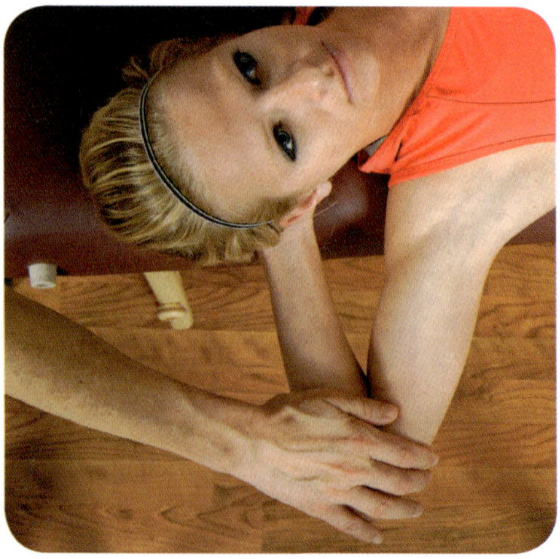

그림 7.24

TIP 일방적 스트레칭을 할 때는 의뢰인의 몸 한쪽을 누를 때 고객이 받침대를 굴리는 경향이 있기 때문에 볼스터를 사용하지 않는 것이 좋다.

가슴 확대의 또 하나의 대안은 앉은 고객 뒤에 서 있는 것이다. 그림 7.25와 같이 팔을 부드럽게 뒤로 젖힌다. 척추의 과신전을 막기 위해 베개나 받침대를 받치고 똑바로 앉혀라. 고객이 당신보다 강할 경우, 견관절 내전근 근육을 사용하여 고객의 스트레칭을 도울 수 있기 때문에 이 위치에서 고객을 잡는 것이 유용하다. 단점은 고객을 볼 수 없고 고객이 스트레칭을 시작할 수 있도록 안내할 수 있도록 주의를 기울여야 한다는 것이다.

그림 7.24와 7.25 스트레칭을 모두 MET 스트레칭의 시작 위치로 사용할 수 있다.

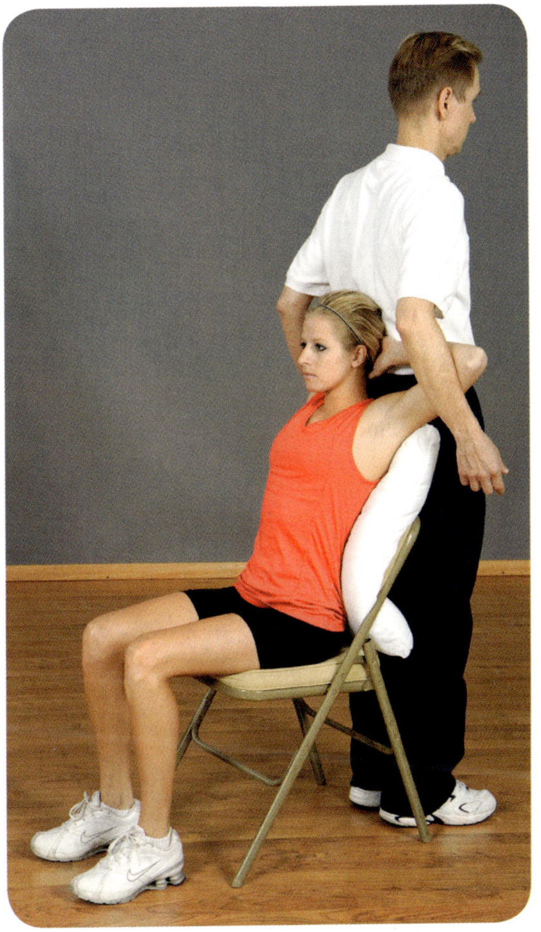

그림 7.25

허리 근육 좌상

허리 근육 좌상은 무거운 물체를 들고 전방으로 굴곡하거나 측면의 굴곡과 같은 동작에서 발생하는 일반적인 부상이다. 많은 경우, 근육의 신체적 피로 또는 운동 활동으로 인한 부상, 특히 횡방향 굴곡 여부와 상관없이 비틀림 운동 때문에 발생한다. 아주 깊은 곳에 있는 요방형근이나 피부 표면에 가까운 척추기립근이 다칠 수 있다. 부상 부위의 근육통이 이 근육 주변의 경련과 함께 발생할 수 있다. 스트레칭을 하지 않으면 조직이 짧아지고 그 부위가 경직되어 운동 범위를 잃을 수 있다. 그러나 초기 부상 후 너무 빨리 스트레칭을 하면 치유되지 않은 구조물을 손상시키고 재활 과정을 지연시킬 수 있다.

급성

능동적인 스트레칭과 수동적인 스트레칭은 모두 허리 근육 좌상의 급성 단계에서 제한된다. 예를 들어 근육과 근막만이 손상되었고 추간판이나 후관절과 같은 더 심각한 구조적 손상을 입지 않은 것인지에 대한 확인과 주의가 필요하다.

아급성

당신이 이 단계에 있다면 요방형근과 척추기립근 같은 근육의 경련을 줄이고 요추 부분의 운동 범위를 유지하는 것이 목표일지도 모른다. 보통, 통증이 없다면 완만한 스트레칭 프로그램을 시작해도 안전하다는 신호이다.

능동적 스트레칭

고객이 요추의 저급성 변종과 관련된 문제를 해결하기 위해 스스로 수행할 수 있는 많은 유용한 스트레칭이 있다. 좋은 출발점은 고객이 확장된 근육과 관련 근막(그림 7.26)을 부드럽게 견인할 수 있는 위치에서 쉬는 것이다.

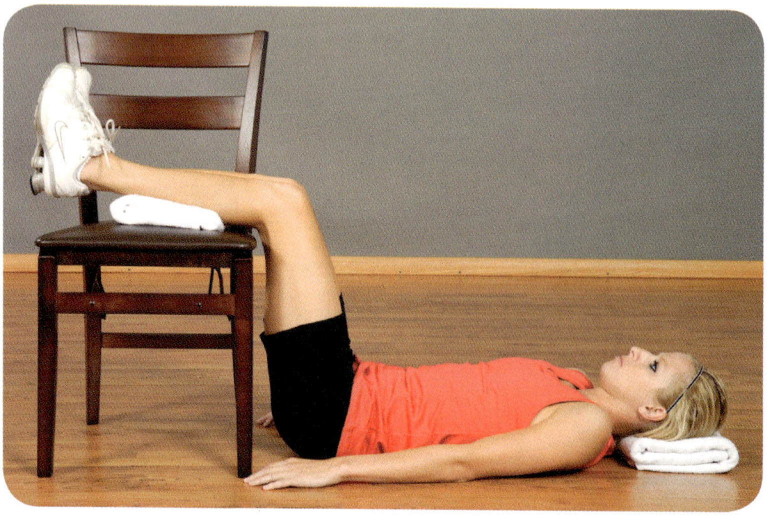

그림 7.26

허리 운동을 개선하기 위해 간단한 방법으로 골반을 올리는 것으로, 신체가 하중을 견디기 전에 이 부근의 연부조직을 스트레칭해 줄 수 있는 유용한 방법이다. 고객은 중립적인 자세(그림 7.27a)에 놓여 있고, 몸통을 가만히 유지한 채 먼저 한쪽(그림 7.27b)에 골반을 끌어 올리고, 그다음 다른 쪽(그림 7.27c)을 반대로 내리고 한다. 효과는 반듯이 누운 상태에서 몸통의 횡방향 굴곡을 용이하게 하여 이 스트레칭에서 중력의 영향을 최소화하는 것이다.

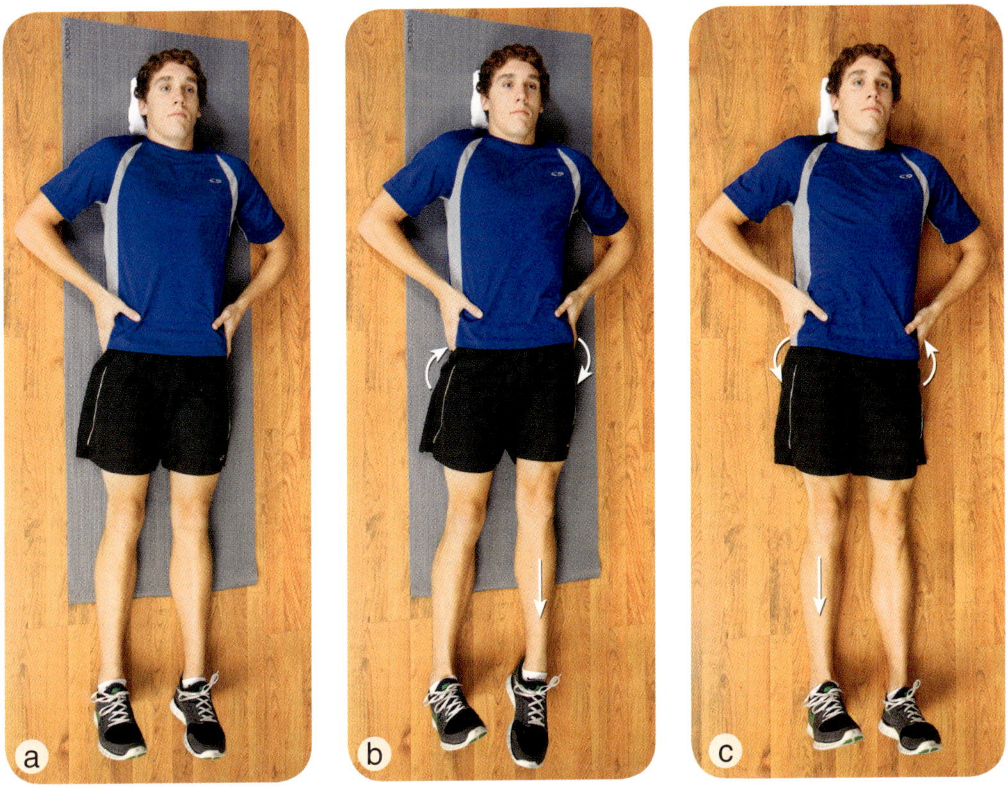

그림 7.27

여전히 반듯이 누운 자세에서 고객은 골반 움직임을 연습하고, 골반을 후방으로 부드럽게 기울이며, 바닥에 등을 편다(그림 7.28). 또는 한쪽 또는 두 다리를 껴안을 수 있다(그림 7.29). 두 가지 동작 모두 허리 신전근을 펴는 데 도움이 되므로 허리 굽힘이 용이해진다.

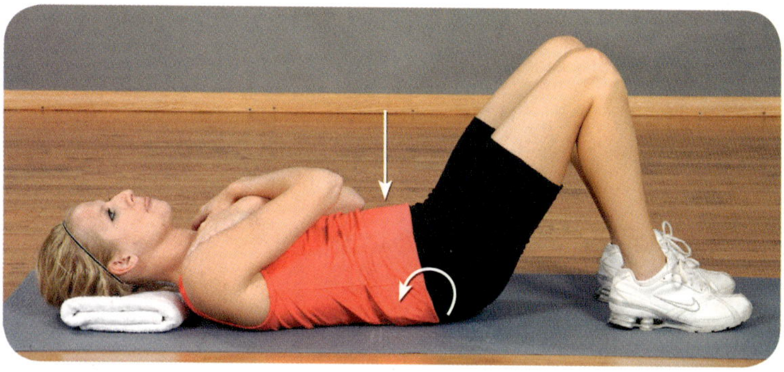

그림 7.28

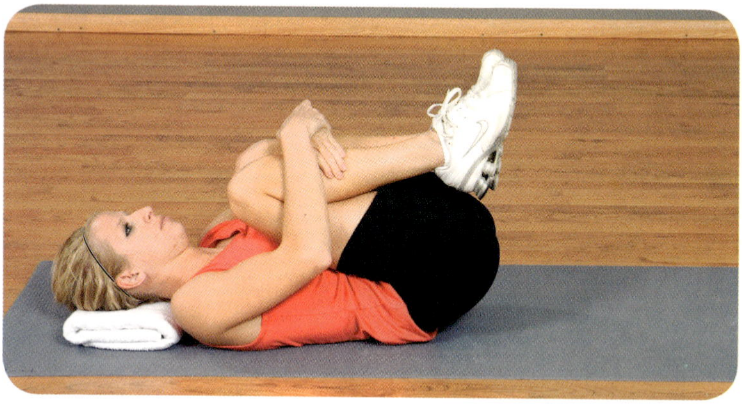

그림 7.29

일단 반듯이 누운 자세에서 스트레칭을 잘 견뎠다면, 고객은 의자에 앉아서 하는 스트레칭으로 나아갈 수 있다. 여기에는 한 번에 한 개의 무릎을 껴안거나(그림 7.30) 앞으로 구부리는 것(그림 7.31)이 포함될 수 있으며, 두 무릎 모두 허리 신전근을 펴는 데 도움이 되고, 그림 7.31은 큰 스트레칭이 될 수 있다.

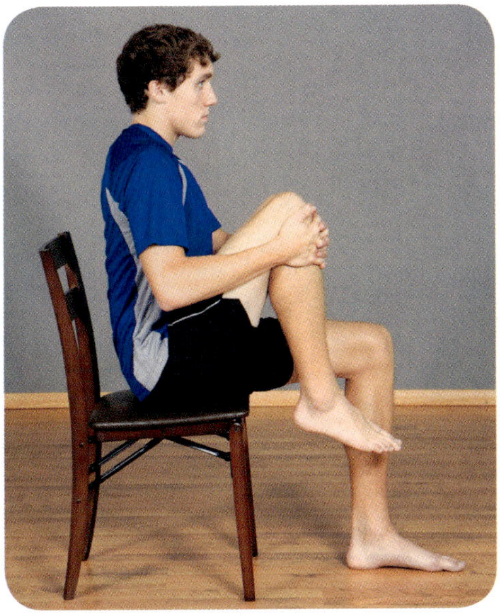

그림 7.30

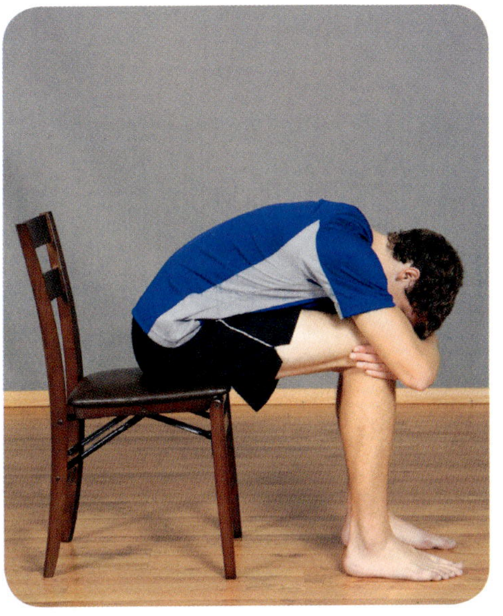

그림 7.31

척추의 회전뿐만 아니라 굴곡을 추가할 수 있다(그림 7.32). 서 있는 고객은 허리보다 발, 발목, 엉덩이에서 회전하려는 경향이 있기 때문에, 서 있는 자세보다는 앉은 자세에서 몸통을 능동적으로 회전시키는 것이 좋다는 점에 유의한다.

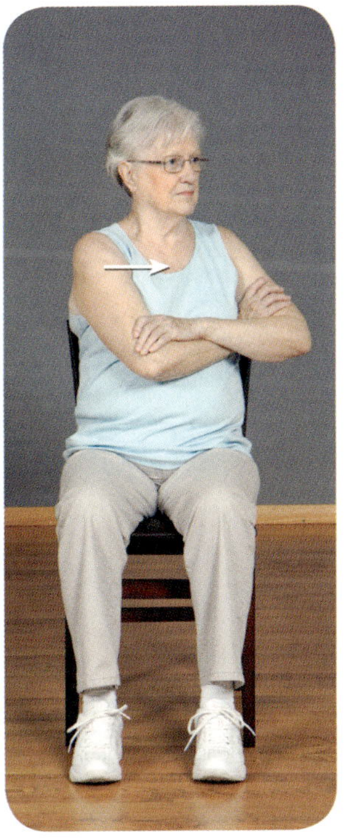

그림 7.32

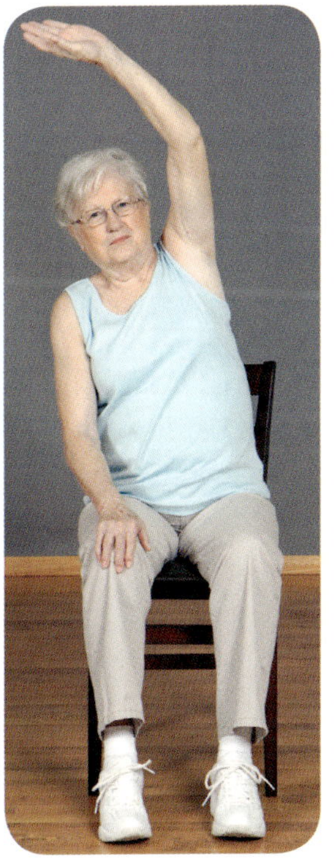

그림 7.33

앉은 채로 스트레칭을 한 후, 고객은 서서 스트레칭을 할 수 있다. 모든 스트레칭은 각 고객의 필요와 능력에 맞게 수정될 수 있다는 것을 기억하라. 일부 사람들은 지지대에 기대어 반굽힘 자세(그림 7.34)로 단순히 쉬는 것만으로도 요추 부위의 신전 근육들 및 근막을 펼 수 있을 것이다. 결국 고객의 가동범위의 증가를 촉진해야 한다. 바로 누운 자세에서 수행할 수 있는 스트레칭과 같은 방법으로, 골반 후면경사와 전방경사를 통해 신전 근육의 스트레칭을 시도할 수도 있다.

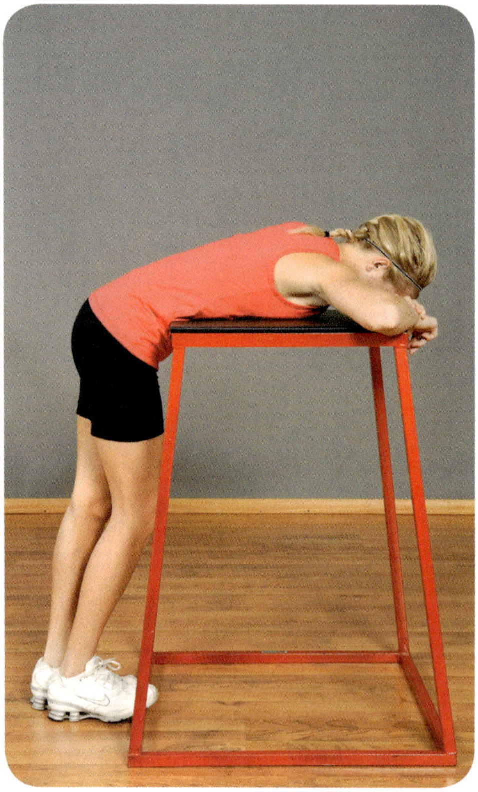

그림 7.34

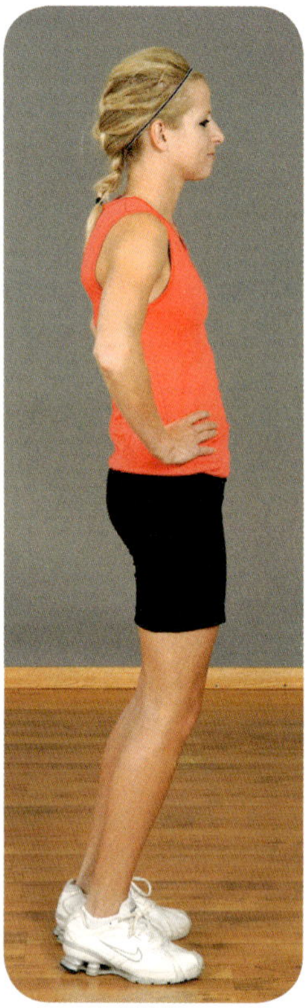

그림 7.35

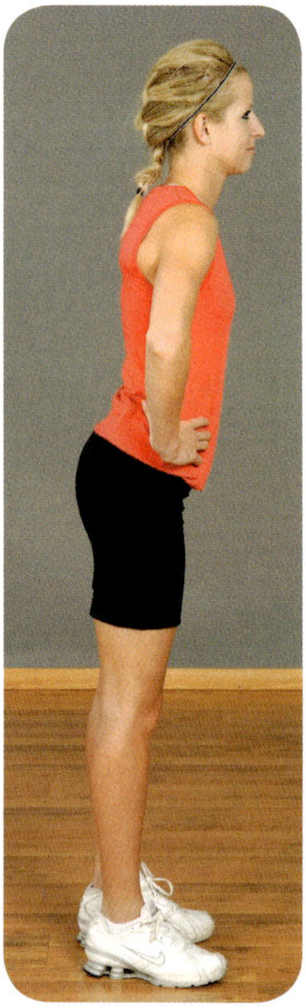

그림 7.36

TIP 선 자세에서 회전을 수행하도록 지시받은 고객들은 몸통만이 아니라 몸 전체를 회전시키는 경향이 있다. 따라서 그림 7.32와 같이 앉아 있거나, 고객이 참을 수 있는 경우 그림 7.40과 같이 다음 단계의 스트레칭을 할 수 있다. 측면 굴곡도 서 있는 자세에서 수행하기에는 상당히 힘이 든다. 예를 들어 오른쪽의 횡방향 굴곡은 중력에 대항하여 몸을 이 위치에 고정시키기 위해 왼쪽 요방형근의 편심 수축이 필요하다.

수동적 스트레칭

수동적 스트레칭의 주된 초점은 허리 부분의 정상적인 운동 범위를 회복하는 데 있다. 허리 신전근을 부드럽게 펴는 세 가지 방법은, 고객이 반듯이 누운 상태에서 엉덩이와 무릎을 굴곡하여 편안하게 하는 방법(그림 7.37), 하지를 부드럽게 잡아당기는 방법(그림 7.38), 요추 및 골반 부위 아래에 수건을 놓고 고객의 다리 사이에서 부드럽게 잡아당기는 것이다(그림 7.39). 이 마지막 방법은 다소 이상해 보이지만, 골반을 후방으로 기울임으로써 요추를 경사가 줄어든 위치로 수동적으로 움직이는 효과가 있다.

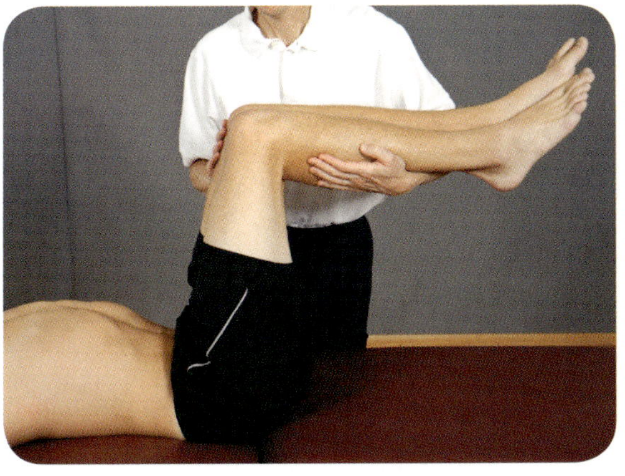

그림 7.37

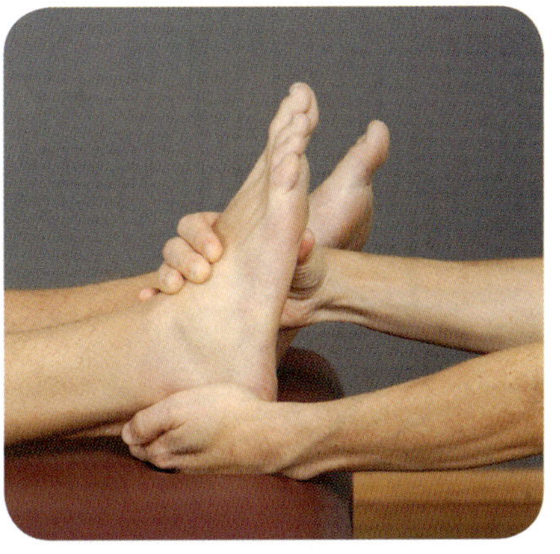

그림 7.38

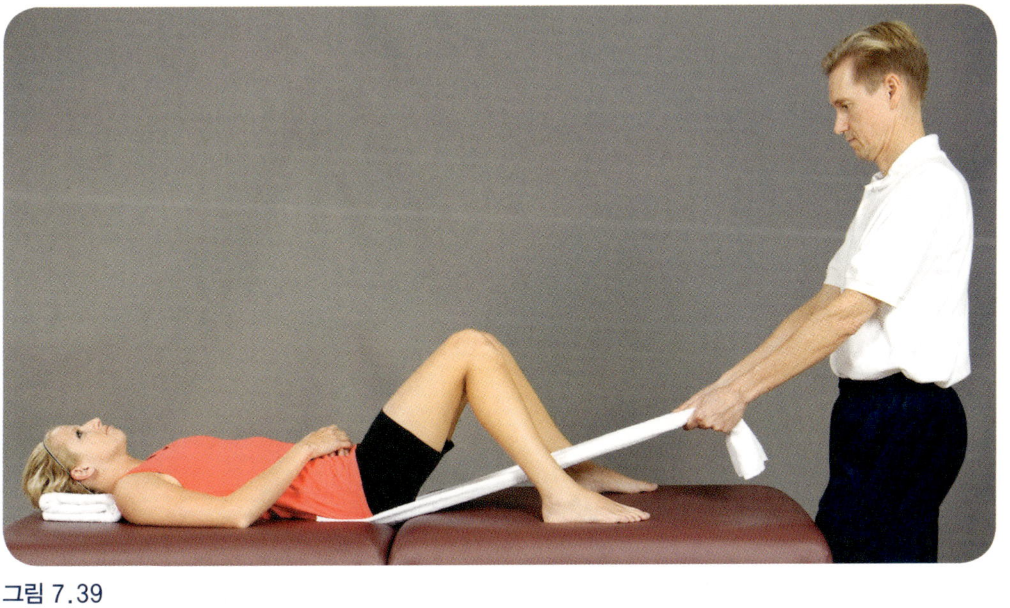

그림 7.39

경직된 요추

요추 부위는 척추의 다른 부위의 비이동성 또는 부상 후에 경직을 유발하는 것과 유사한 이유로 경직될 수 있다. 아급성 요통의 경우 많은 능동적, 수동적 스트레칭이 도움이 된다. 추가 스트레칭이 유용할 수 있으며, 이러한 스트레칭은 아래에 설명되어 있다.

능동적 스트레칭

아급성 요통에 대한 스트레칭(그림 7.26~7.30)에 추가하여, 고객은 누워서 하는 스트레칭(그림 7.40)과 회전 스트레칭(그림 7.41)을 이용하여 각 예에서 스트레칭을 증가시킬 수 있다.

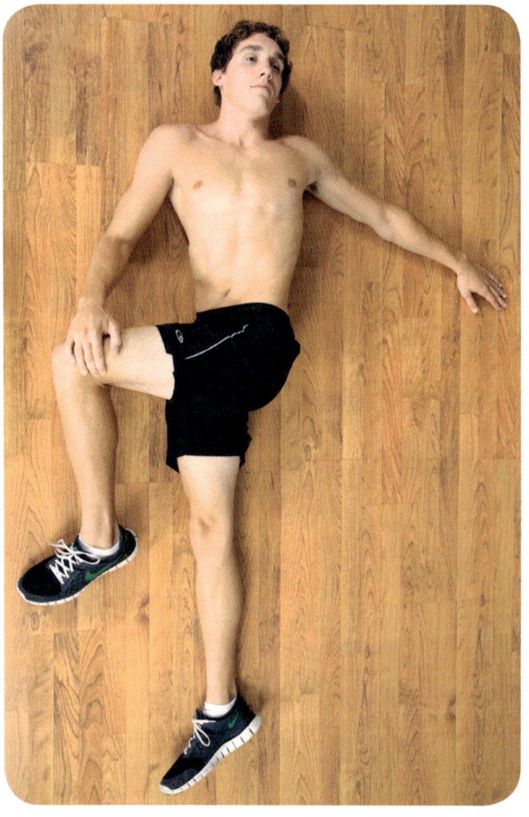

그림 7.40

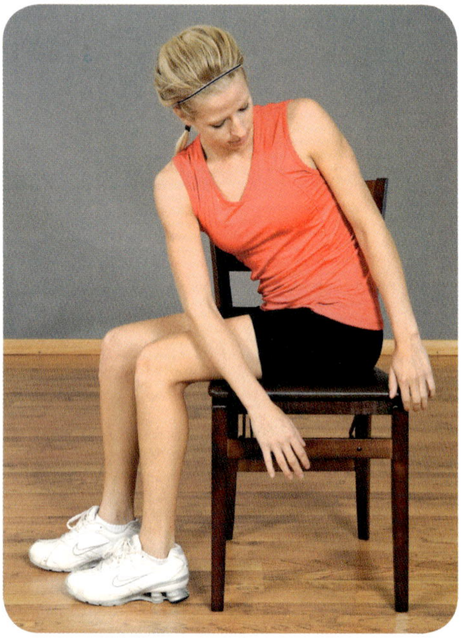

그림 7.41

수동적 스트레칭

요추 부위의 연부조직, 특히 요방형근을 늘려 줄 수 있는 일반적인 방법은, 반듯이 누운 상태에서 회전하는 자세에 있을 때 고객에 약하게 압력을 가하거나(그림 7.42), 보다 강하게 허리 아래까지 압력을 가한다(그림 7.43). 스트레칭을 더 시키기 위해 고객을 짐볼 위에 조심스럽게 기대게 할 수 있다(그림 7.44). 허리가 경직된 모든 고객이 이러한 위치에서 편안함을 느끼는 것은 아니며, 그러한 고객들에게는 그들이 할 수 있는 프로그램을 선택하여 능동적인 스트레칭을 시행하도록 강조할 필요가 있다.

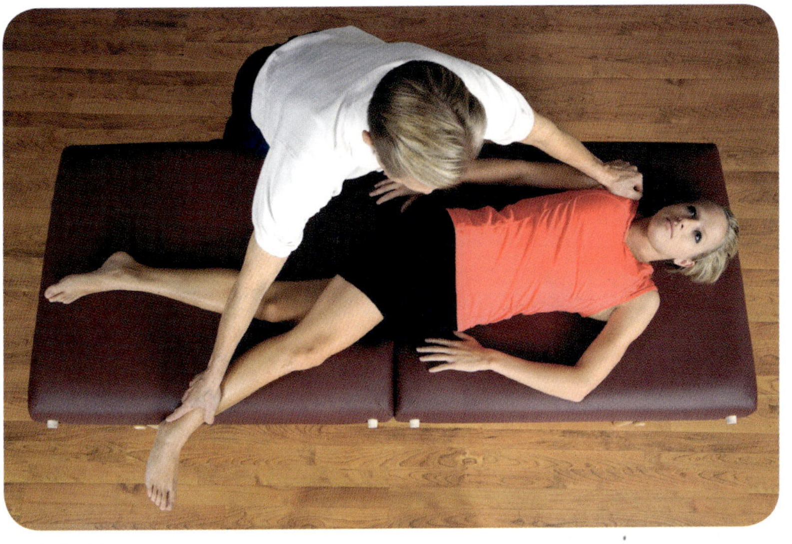

그림 7.42

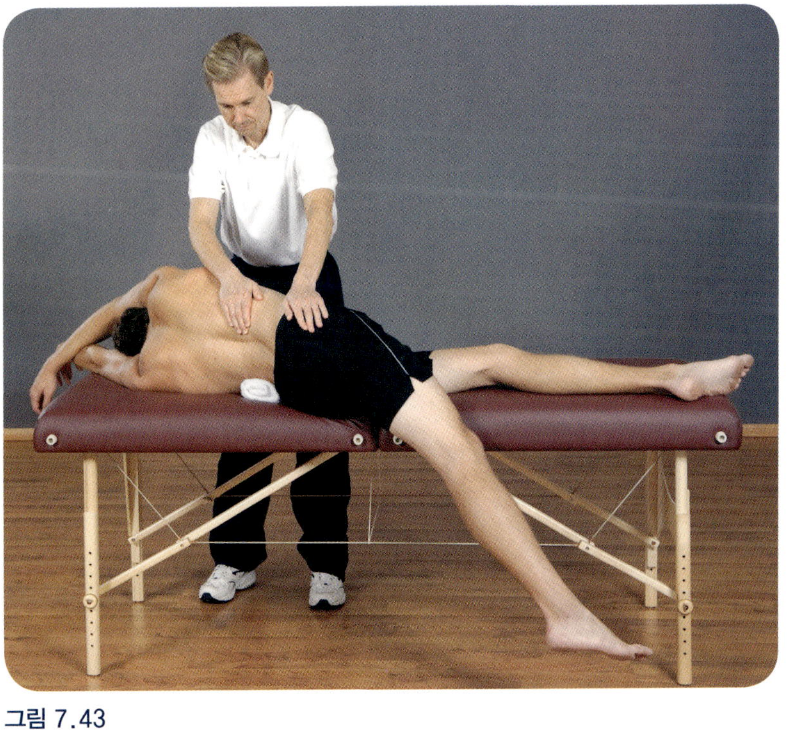

그림 7.43

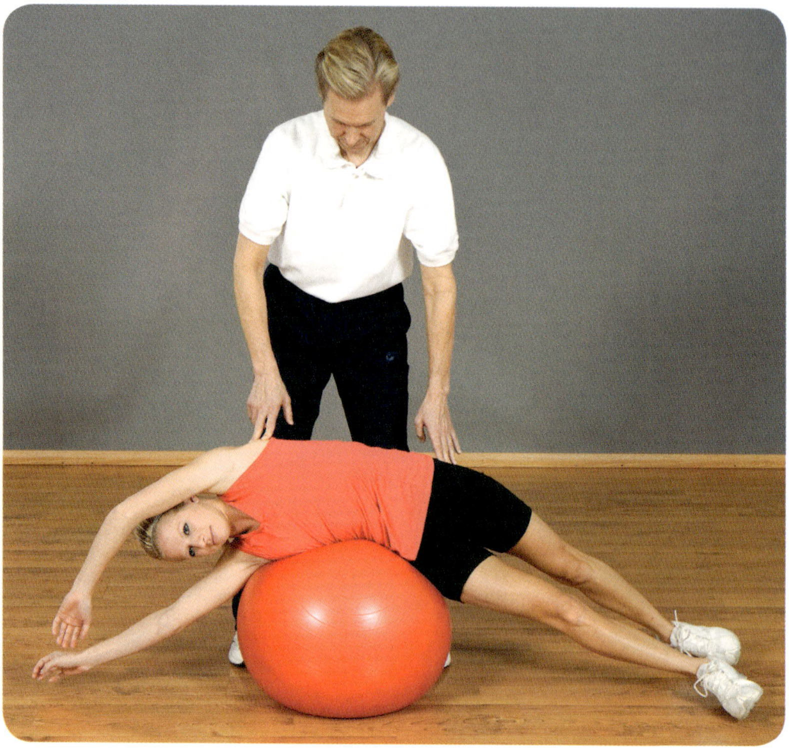

그림 7.44

아급성 요통 스트레칭(그림 7.37~7.39) 섹션에 표시된 수동적 스트레칭으로 고객을 관리할 수도 있다.

추간판 탈출증

추간판 탈출증은 매우 흔한 질환이다. 그러나 급성인 경우에 스트레칭은 절대 해서는 안 되며, 아급성 환자에게는 잠재적 위험이 될 수 있다. 요추에 영향을 미치는 많은 조건들과 마찬가지로, 움직이지 않는 것보다는 그 부분을 움직여 주는 것이 더 바람직하다. 그러나 재활의 초기 단계에서는 고통을 느끼지 않는 범위 내에서만 쉬고 움직이도록 권장해야 한다. 가동성을 장려하기 위한 움직임은 물리치료사나 이와 유사한 훈련을 받은 전문가에 의해 점진적으로 수행되어야 한다.

아마도 고통이 너무 심한 데다 의료 전문가의 조언이 부족하기 때문에, 많은 고객들이 움직임을 완전히 피하려고 하고 그 결과 요추 부위에 심한 경직과 감소된 가동범위가 남게 된다. 자연적이든 외과적 개입의 결과이든 간에 상태가 해결된 경우, 이러한 고객들에게 요추 부위의 경직성은 상당한 제한 요인이 될 수 있다. 따라서 이러한 고객에게는 허리 근육 좌상(142쪽, 특히 그림 7.26~7.30 참조)와 경직된 요추(148쪽, 그림 7.40과 7.41 참조)에 대한 의학적 설명을 제공해 줄 필요가 있다.

간단한 질문

1. 고객이 수건을 이용한 수동적인 목 회전을 받을 때, 머리 아래에 마사지 베드를 느끼는 것이 왜 좋을까?
2. 고객에게 머리와 목의 움직임을 올바르게 수행하도록 도와주기 위해 어떤 조언을 해 줄 수 있는가?
3. 고객이 가슴 근육을 이완시키기 위해 낮에 할 수 있는 간단한 운동은 무엇인가?
4. 요추 통증이 있는 고객을 치료할 때, 고객이 본인의 체중을 견딜 수 있게 하기 위해 골반 올리기를 이전에 해야 할까, 이후에 해야 할까?
5. 고객이 선 자세보다 의자에 앉은 자세에서 몸통을 능동적으로 회전시키는 것이 왜 더 좋을까?

PART IV

스트레칭 방법

치료 스트레칭의 이 마지막 부분에서는 엎드린 자세(8장), 누운 자세(9장), 앉은 자세(10장)에서 수행할 수 있는 수동적인 스트레칭 루틴에 대한 시각적 안내를 찾을 수 있다. 이러한 루틴은 당신이 가족, 친구 또는 동료의 도움을 받아 스트레칭을 연습할 수 있도록 도와줄 것이다. 따라서 고객에게 특정 스트레칭을 받기 위해 지속적으로 자세 바꾸는 것을 요청할 필요 없이 연습에 포함시킬 수 있다. 물론, 실제 현장에서 근골격계 질환에서 회복하는 고객에게 치료적 스트레칭을 사용할 때 어떤 한 자세에서든 전체적인 스트레칭을 반드시 수행하지는 않을 것이다. 대신에, 특정한 치료 자세보다는 특정한 신체 부위에 집중하게 될 것이다. 그럼에도 불구하고 때로는 한 자세에서 스트레칭을 제공하는 것이 필수적일 수 있다(예: 고객이 마사지 베드에 누워 있거나 둘 이상의 질환으로 고통받는 경우).

각 사진(이전 장)을 함께 보면 핵심 요점을 상기할 수 있다. 각 치료 자세를 사용하여 5장, 6장 및 2장에 제공된 스트레칭 중 일부를 연습할 수 있지만 이러한 루틴이 불변의 루틴은 아니라는 것을 기억한다. 그것들은 여러분이 스트레칭을 어떻게 적용할지에 익숙해지도록 돕기 위한 지침이며, 여러분이 수동적인 스트레칭을 처음 할 때 특히 도움이 될 것이다. 10장 말미에 있는 질문은 성과를 성찰하는 데 도움이 될 것이다. 그것에 옳고 그른 답은 없다.

8

엎드린 자세 스트레칭 방법

이 장에는 6개의 엎드린 자세 스트레칭이 설명되어 있으며, 하퇴부는 4개, 상지부는 2개가 설명되어 있다. 이 순서에 따라 6개의 스트레칭을 연습하기 위해, 대퇴직근 스트레칭을 수행할 때 작은 수건이나 단단한 스펀지를 고객의 무릎 아래에 놓으면 도움이 된다.

참고: 엎드린 자세에서 몸통을 수동적으로 늘이지 말라. 대부분의 치료적 스트레칭이 척추에 적절한 영향을 미치는 조건은 반듯이 누운 자세 또는 앉은 자세(때로는 옆으로 누운 자세)에서 수행된다.

종아리 스트레칭

이 스트레칭을 위해 고객은 그림과 같이 마사지 베드 가장자리 바깥쪽에 발을 배치해야 한다는 점을 기억한다.

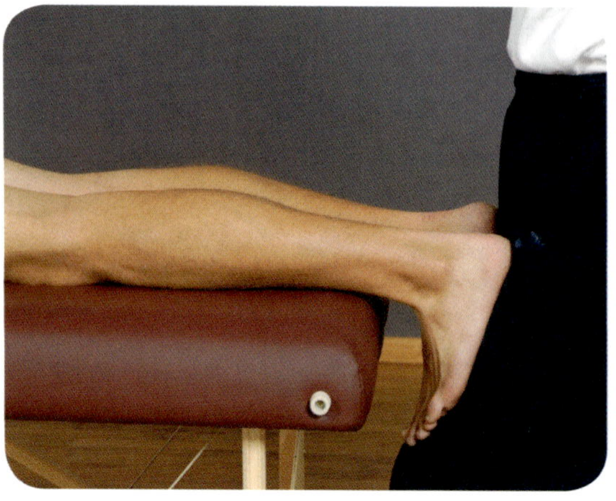

대퇴사두근 스트레칭

천골에 누르며 골반을 안정시켜야 한다는 것을 기억하라. 이것은 매우 경직된 대퇴사두근을 가진 고객을 치료할 때 특히 중요하다. 왜냐하면 대퇴사두근은 이러한 방식으로 골반이 안정되지 않을 경우 스트레칭 중에 골반을 앞쪽으로 기울이는 경향이 있기 때문이다.

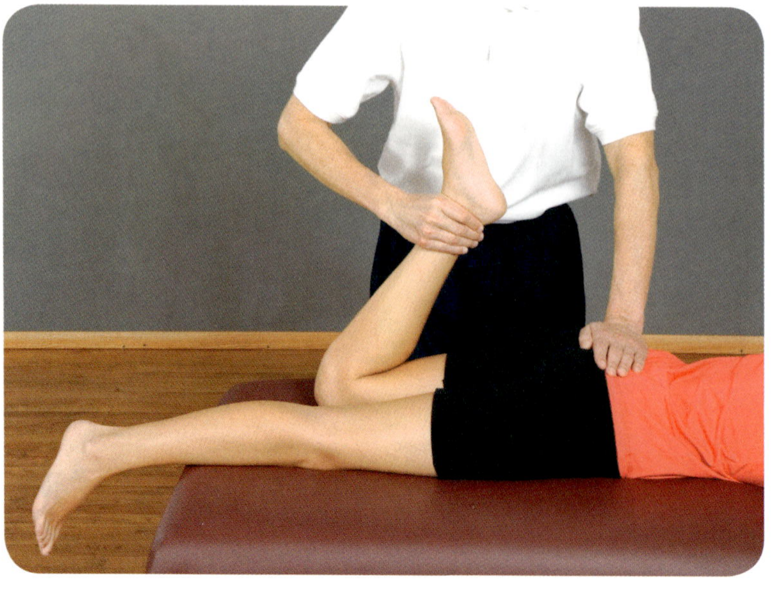

가자미근 스트레칭

만약 5장에서 다시 돌아온다면, 이 스트레칭은 종아리를 늘려 주는 동안 무릎에 영향을 받을 수 있는 고객에게는 적절하지 않은 방법이다.

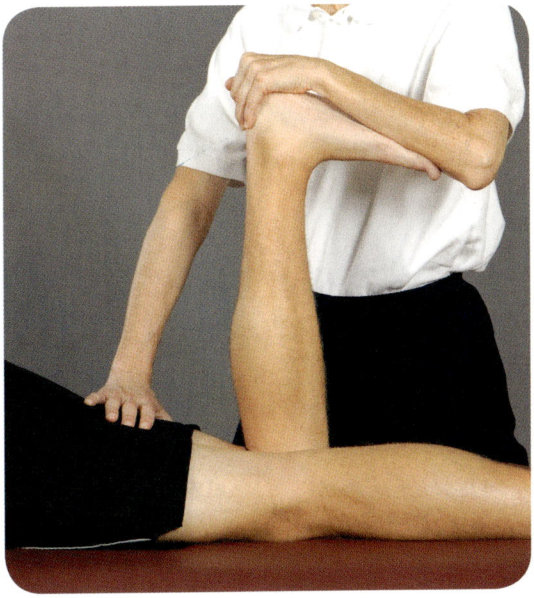

대퇴직근 스트레칭

그림과 같이 수건을 배치하면 엉덩이가 신전되어 대퇴사두근이 아닌 고관절 굴곡근(특히 대퇴직근)의 스트레칭이 증가한다는 점에 유의한다.

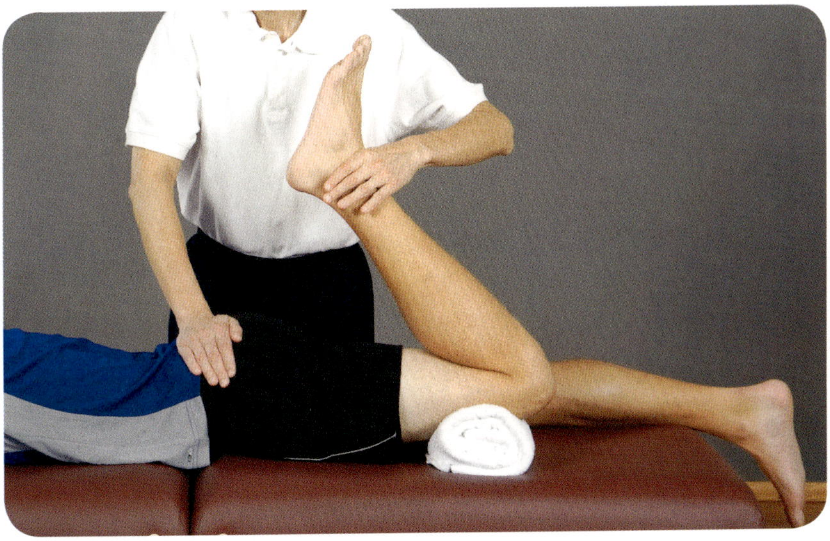

어깨 견인

이 사진에서 치료사는 팔꿈치 관절에 대한 견인은 피하면서 고객의 팔을 지지하고 있다는 점에 주목한다.

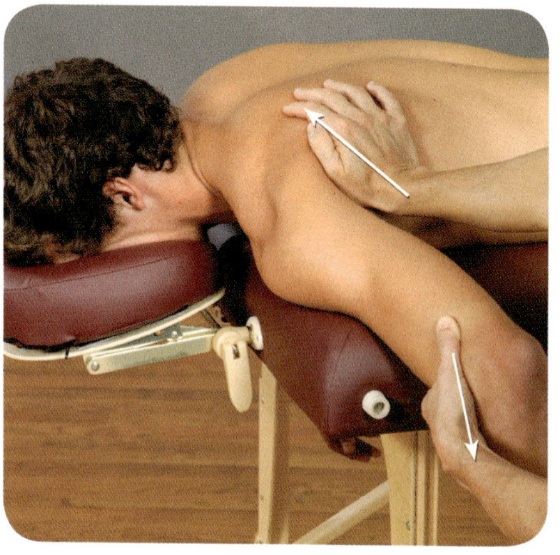

극상근 스트레칭

만약 극상근의 위치를 찾기 어렵다면, 보조자에게 고객의 팔을 견인해 달라고 부탁하면, 이 근육의 수축이 느껴질 것이다.

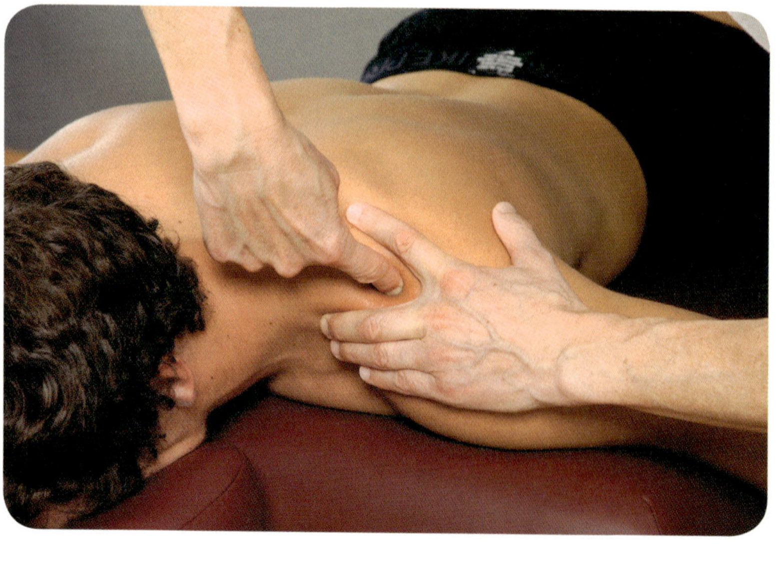

9

누운 상태에서의 스트레칭 방법

이 장에는 34가지의 누운 상태에서의 스트레칭이 있다. 하지 12개, 상지 11개, 몸통 11개.

이 순서로 스트레칭을 연습하기 위해서는 수건이 필요하다. 목 스트레칭과 수동적인 골반 경사를 위해 고객의 머리 아래에 작은 수건을 두고, 양측 가슴 근육의 스트레칭을 위해서는 긴 수건이나 롤업된 수건이 필요하다.

종아리 스트레칭

이 자세는 상당한 지렛대를 필요로 한다. 이것을 종아리를 스트레칭하는 다른 방법과 비교해 보라.

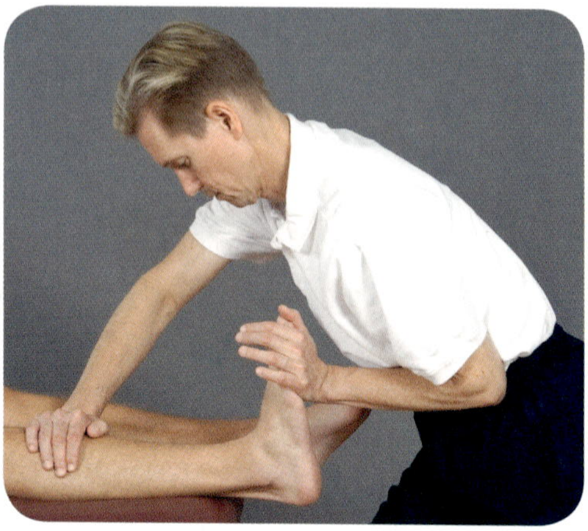

발가락 굴곡근 스트레칭

만약 고객이 간지럼을 잘 탄다면, 수건으로 감싸고 시도한다.

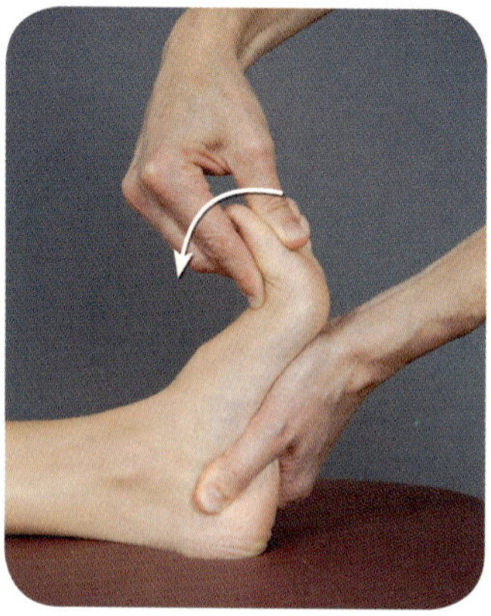

전경골근 스트레칭

우리의 발이 휴식할 때는 자연스럽게 굴곡 상태가 유지되고, 전면을 과도하게 스트레칭하면 발목 염좌가 일어날 가능성이 증가한다는 것을 기억하라. 그러므로 이 스트레칭은 오직 고객의 치료, 특히 '경직된' 발목을 치료하는 데만 사용한다.

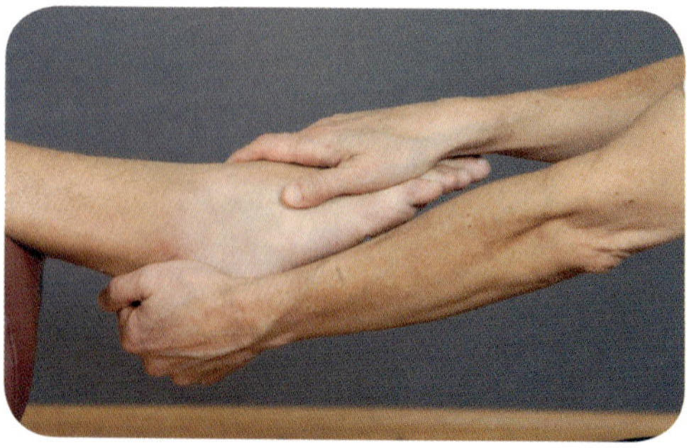

발목 견인

이 스트레칭은 발목뿐만 아니라 무릎과 엉덩이 관절에도 작용한다는 것을 기억하라.

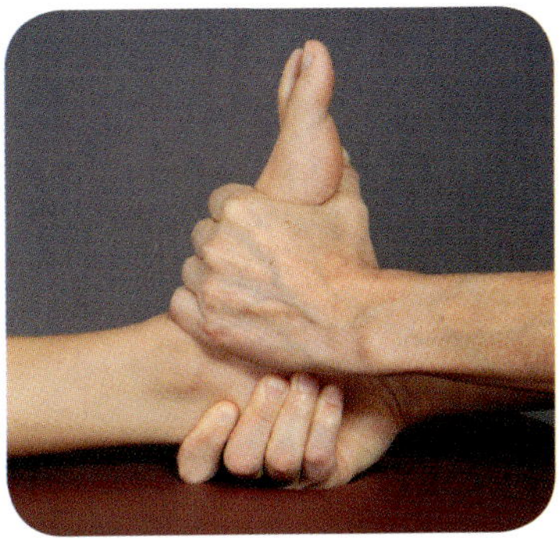

전경골근 스트레칭과 연부조직 이완

5장(80쪽)에 제공된 정보를 사용하여 경골 전방에 대한 STR을 연습한다.

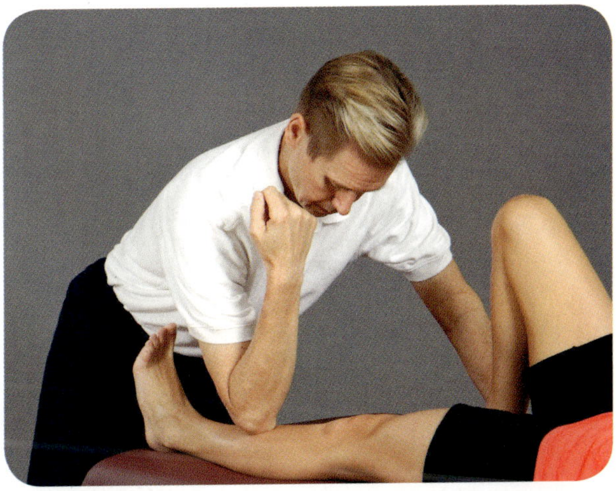

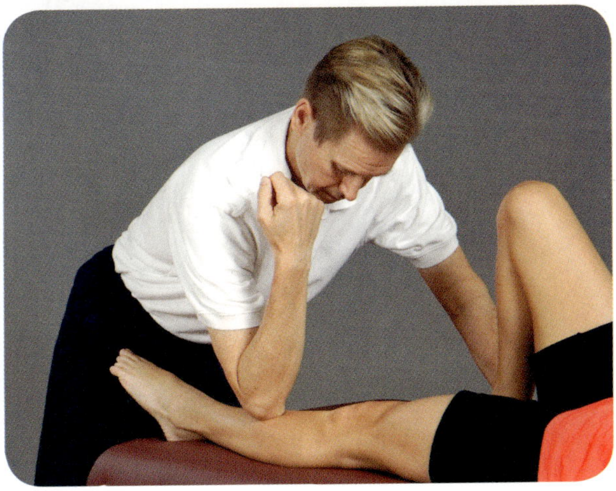

수동적인 무릎 굴곡과 신전

이 동작을 연습할 때는 고객의 하지를 몸체에 가깝게 유지하여 마사지 베드를 가로질러 기울일 필요가 없도록 한다. 다리가 무거우니, 이런 식으로 사지에 수동적인 스트레칭을 할 때는 허리를 굽히지 않도록 해야 한다.

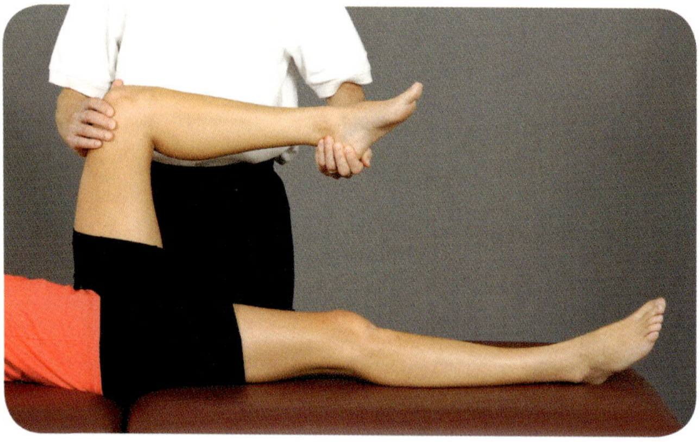

수동적 햄스트링 스트레칭

이 스트레칭은 반듯이 누운 자세에서 보여지지만, 마사지 베드에서 고객과 함께 적용하는 것은 까다로울 수 있다. 여기에 표시된 것처럼 고객과 베드 또는 바닥에서 스트레칭을 적용하는 연습을 한다. 이 스트레칭을 적용할 때는 자신의 자세를 보호해야 한다는 것을 기억하라.

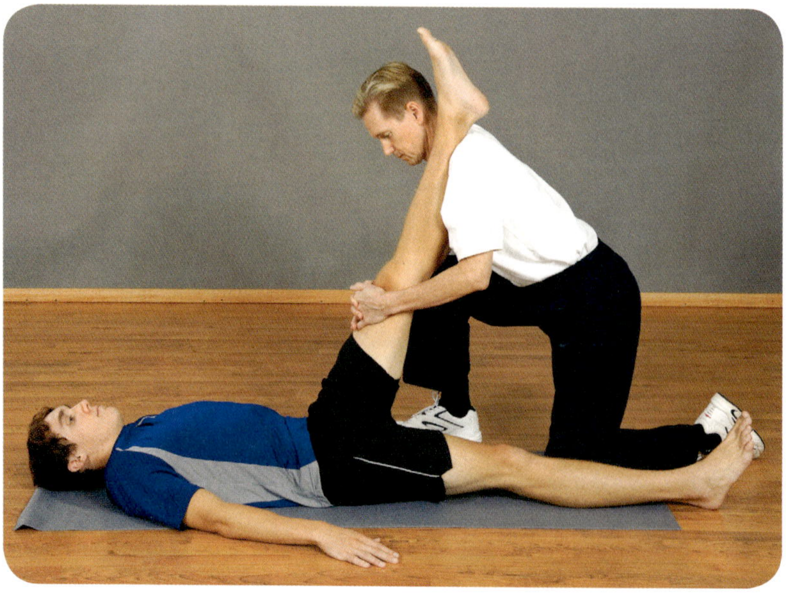

무릎 굽혀 내전근 스트레칭

그림과 같이 앞쪽 상부 전상장골극 위에 손을 부드럽게 올려 고객의 골반이 기울어지지 않도록 한다.

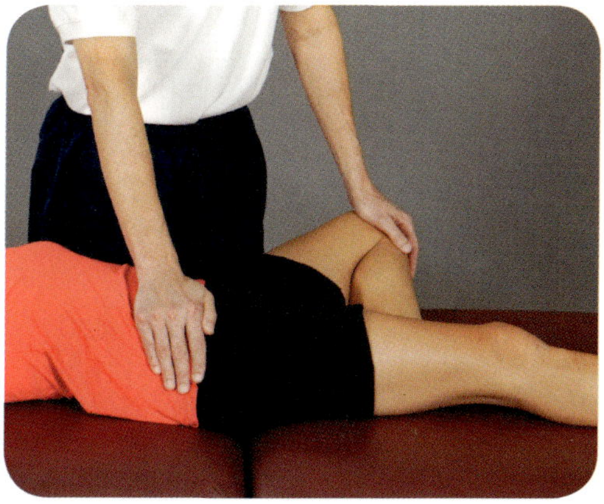

다리 펴서 내전근 스트레칭

이 긴장감들이 무릎의 중간 부분에서 부드러운 조직을 어떻게 스트레칭시키는지에 주목하라. 이 두 가지 스트레칭 중 고객이 더 좋아하는 것은 어느 것인가?

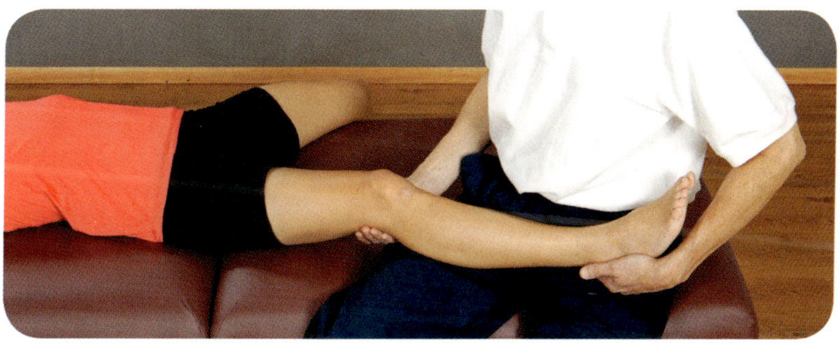

대퇴사두근 스트레칭

이것은 대퇴사두근과 대퇴직근을 스트레칭해 주는 좋은 방법이다. 특히 이 치료 자세가 편안한 고객들에게 말이다. 무릎을 꿇어 고객의 발목을 잡고 무릎을 굽히지 말고 스트레칭을 적용하도록 한다.

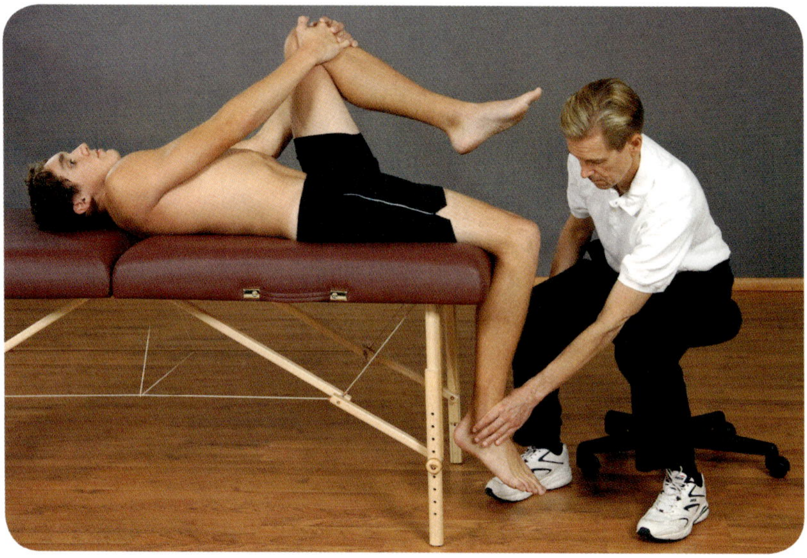

고관절 굴곡근 스트레칭

다시 말하지만, 고객이 이 자세에 편안해해야 효과적인 스트레칭이 될 수 있다.

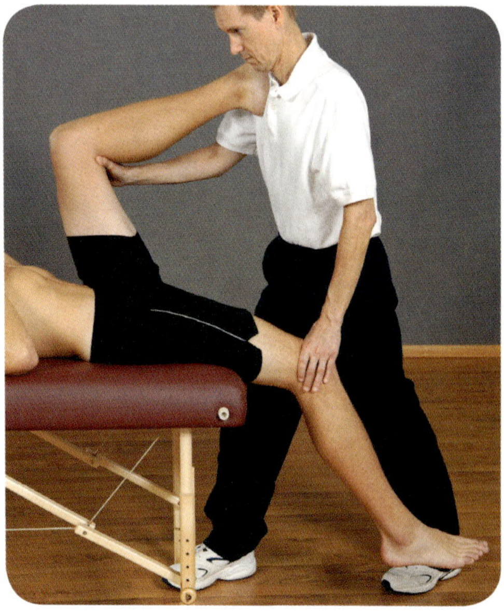

둔근 스트레칭

햄스트링에서처럼 수동적인 둔근 스트레칭을 하는 것은 유용하지만, 치료 현장에서는 어려울 수 있다. 둔근을 스트레칭하는 것이 얼마나 쉬운지(또는 그렇지 않은지) 비교해 보라. 첫째는 마사지 베드에 앉아 있는 고객과, 그리고 그다음에는 바닥에서 적용하고 있는 것이다.

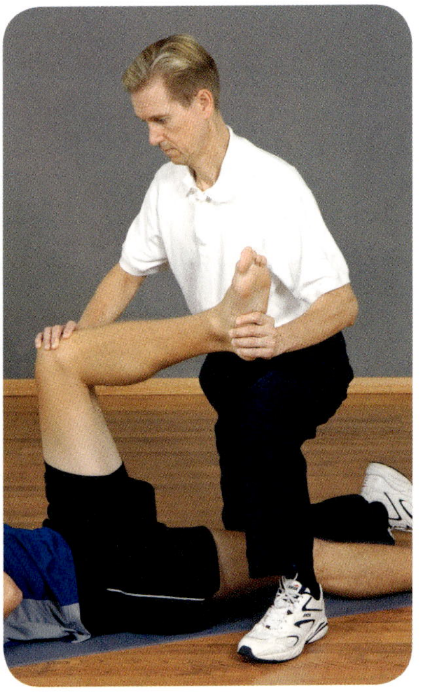

부드럽게 어깨 견인하기

어떻게 치료사가 상지 전체가 아닌 어깨만 끌어당기고 있는지 주목하라.

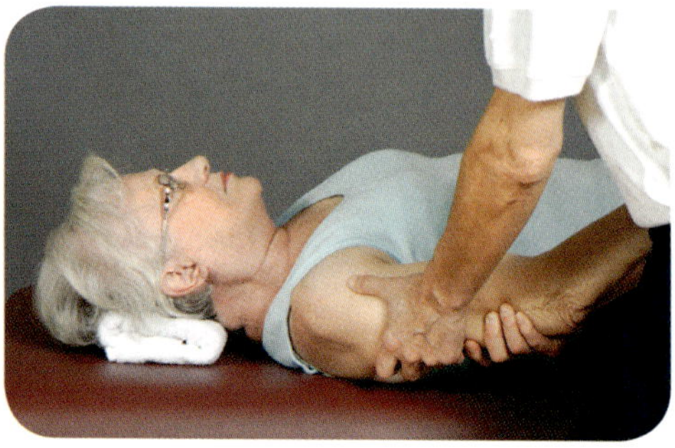

목의 외측 굴곡을 위한 어깨 견인

이 스트레칭의 핵심은 치료사로서 먼저 부드럽게 견인을 적용하고, 그다음 고객이 외측 굴곡을 시행하는 것이다. 이러한 방식으로 스트레칭을 수행한다는 것은 고객이 어깨와 목의 연부조직에 어느 정도의 장력을 가하는지 또는 가하지 않는지를 담당한다는 것을 의미한다.

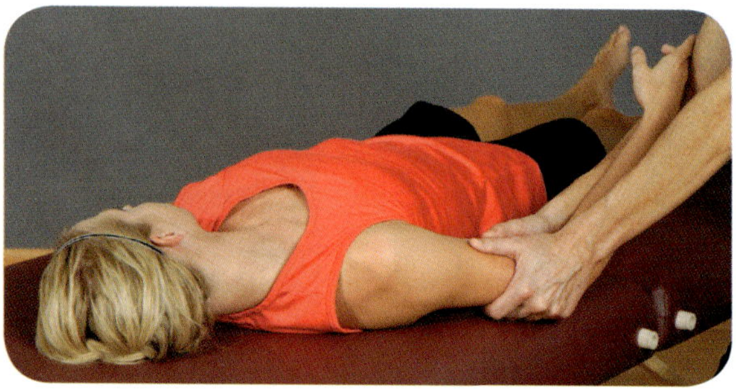

어깨 굴곡을 동반한 어깨 견인

팔꿈치를 너무 세게 쥐어서 팔꿈치가 끼지 않도록 주의하면서 부드럽게 고객을 들어 올리는 연습을 한다. 팔이 얼마나 무거운지 확인한다. 그림과 같이 어깨를 90도 굴곡으로 부드럽게 당김으로써 등에 무리가 가지 않도록 고객을 가까이 두어라.

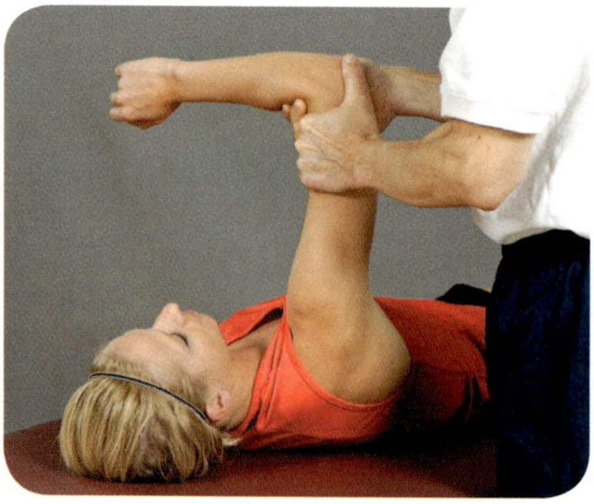

앞쪽 어깨 스트레칭

환자 어깨의 다양한 위치에 손을 배치하는 연습을 하고, 고객이 가장 스트레칭 된다고 느끼는 위치에 대한 피드백을 받아라.

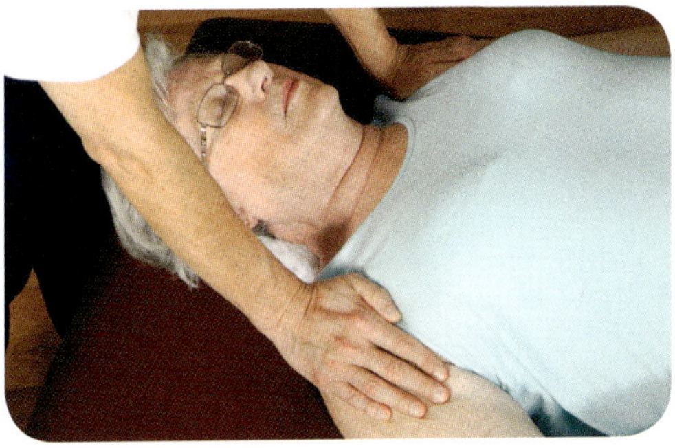

내회전근 스트레칭

이 스트레칭을 위해, 고객은 어깨를 90도 외전할 필요가 없다. 이것은 MET를 적용하기에 좋은 스트레칭 자세이다. 4장의 MET 섹션을 돌아보고 내회전과 관련된 근육이 경직된 고객을 연습시키는 경우 MET를 부드럽게 적용한다.

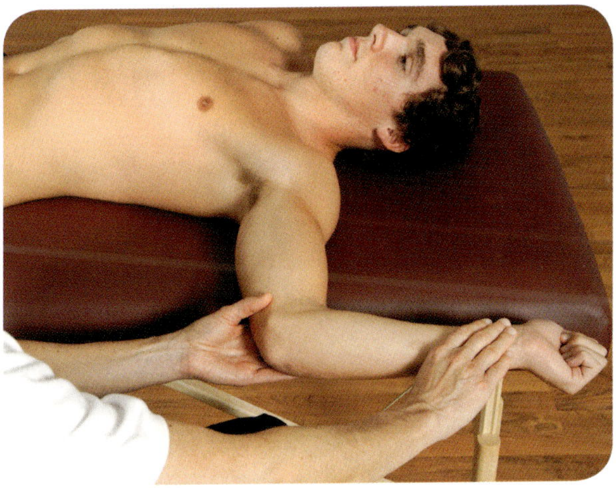

팔꿈치의 수동적 굴곡과 신전

손목을 구부리고 펴는 것과 마찬가지로, 누운 자세와 앉은 자세 모두에서 고객에게 적용하는 것을 연습한다.

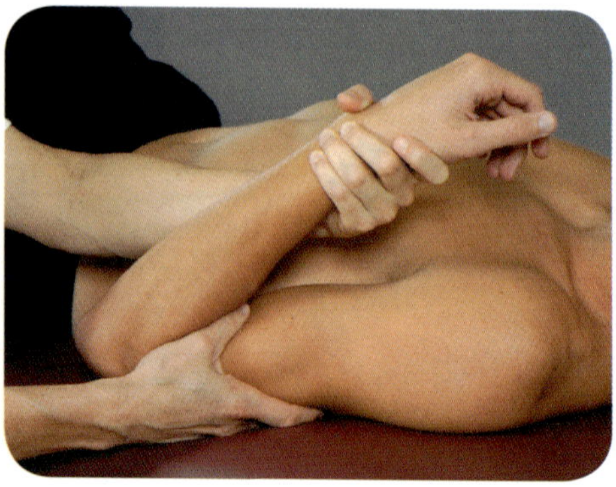

손목의 수동적 굴곡과 신전

고객이 바로 누운 자세에서 손목의 굴곡과 신전 스트레칭을 시도하는 것은 이상적이다. 고객이 앉은 상태로 실시하는 것과 비교해 봐서 얼마나 쉬운지를 비교해 본다.

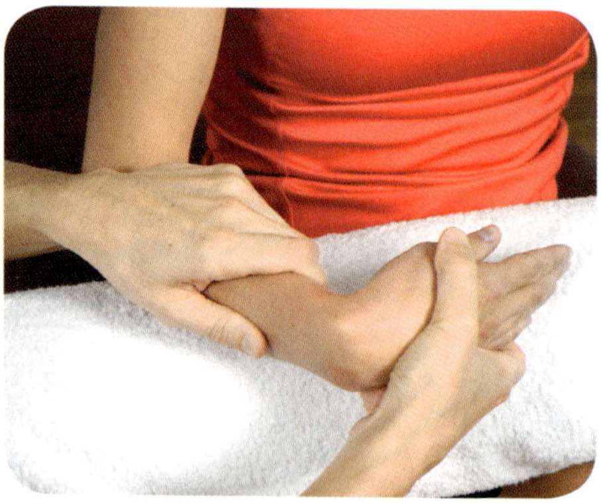

요골과 척골의 편차

다양한 손을 잡는 자세를 연습해 보고 어떤 자세가 고객과 당신 모두에게 가장 편안한지 느껴 본다.

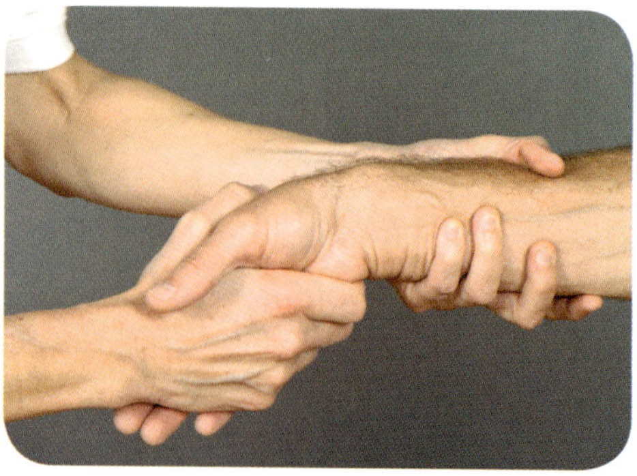

부드러운 손목 견인

손목을 반듯이 누운 자세와 엎드린 자세에서 견인할 수 있다. 반듯이 누운 자세에서는 손바닥을 스트레칭할 수 있을 뿐만 아니라 손가락을 뻗고 펼 수도 있다.

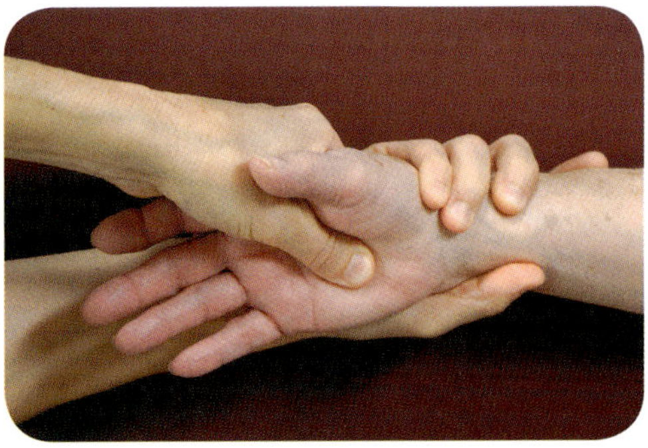

손바닥 스트레칭

손목과 손가락을 치료할 때 마사지 베드에서 팔꿈치를 굽힌 상태로 휴식을 취하도록 한다.

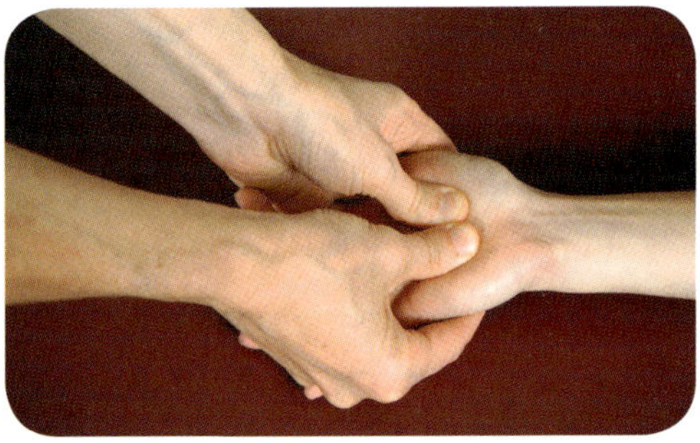

손가락 스트레칭

이 스트레칭을 연습할 때, 손목까지 신전할 경우 어떻게 증가하는지 주목한다.

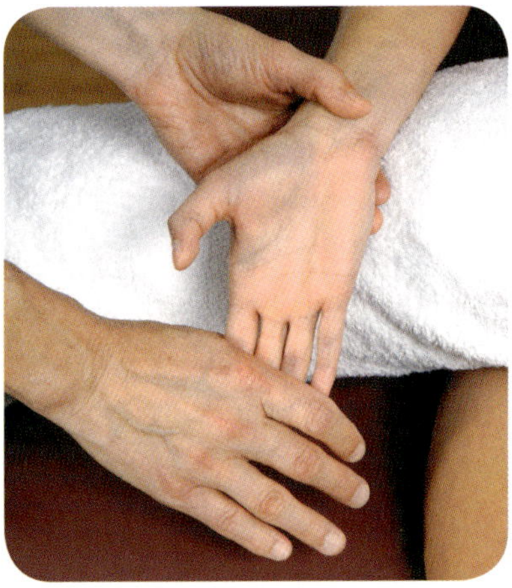

부드러운 목 스트레칭

이 스트레칭을 연습할 때는 고객의 머리를 마사지 베드에 기대도록 하는 것을 잊지 말라.

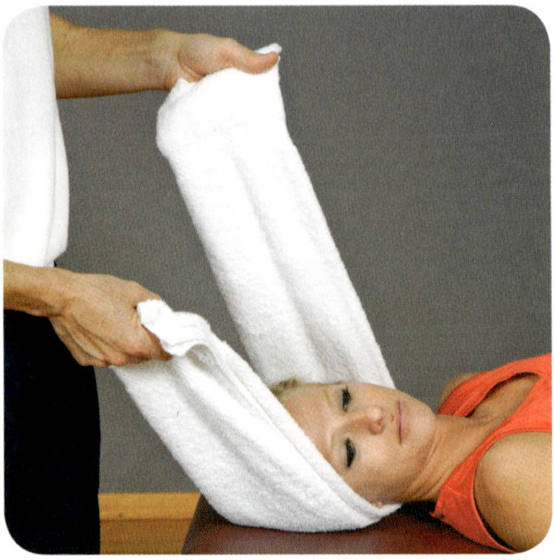

후두근 스트레칭

이 스트레칭을 적용할 때 지나치게 허리를 굽히는 것을 방지하기 위해 앉아서 치료하는 것을 권장한다.

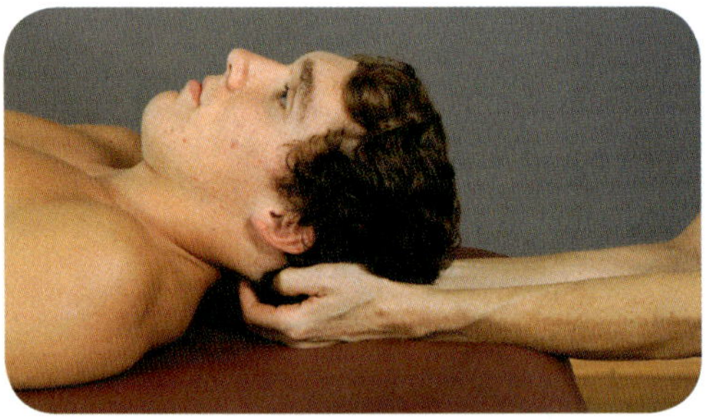

부드러운 수건 스트레칭

가족과 친구들을 대상으로 어느 방향으로 수건을 당기고 어느 위치에 있는 것이 좋은지를 연습하는 것이 가장 좋은 방법이다.

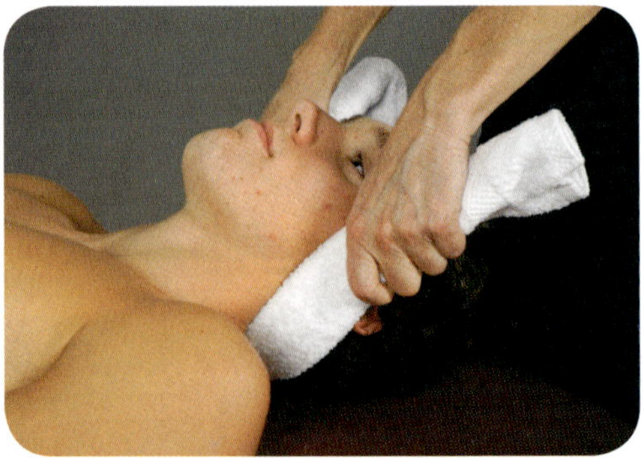

양방향 승모근 스트레칭

이 스트레칭은 MET를 적용하기에 좋은 자세이다. 이 스트레칭을 배우려면 4장을 다시 보라.

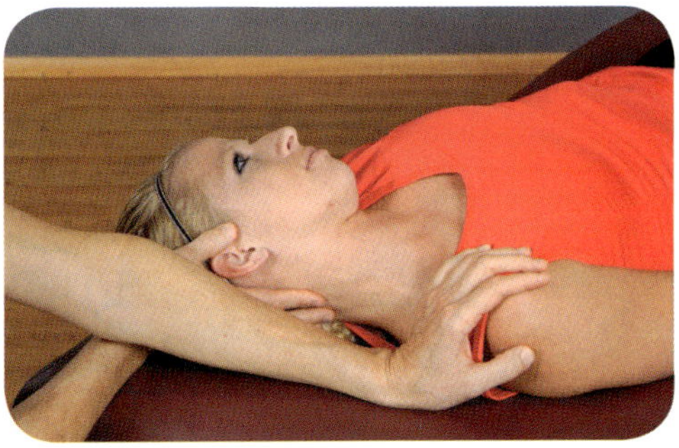

단방향 승모근 스트레칭

어깨를 부드럽게 누르면서 고객에게 호흡을 내쉬도록 요청하면 긴장된 승모근 상부를 이완시킬 수 있다.

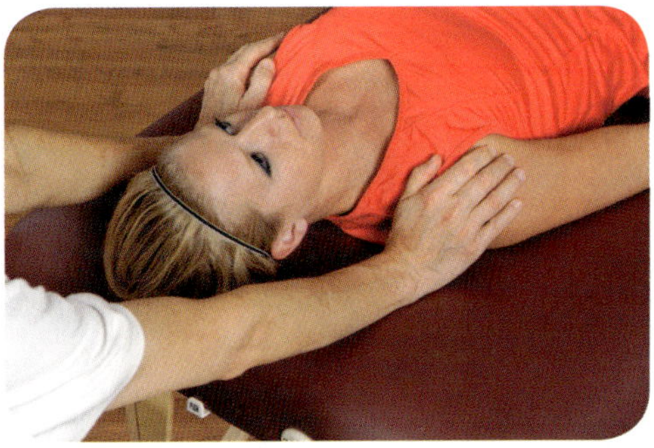

양방향 흉근 스트레칭

이 방식으로 어깨에 압력이 가해지면 흉추 아래에 세로로 돌돌 만 수건 또는 폼롤러를 사용하면 스트레칭 느낌이 크게 증가한다.

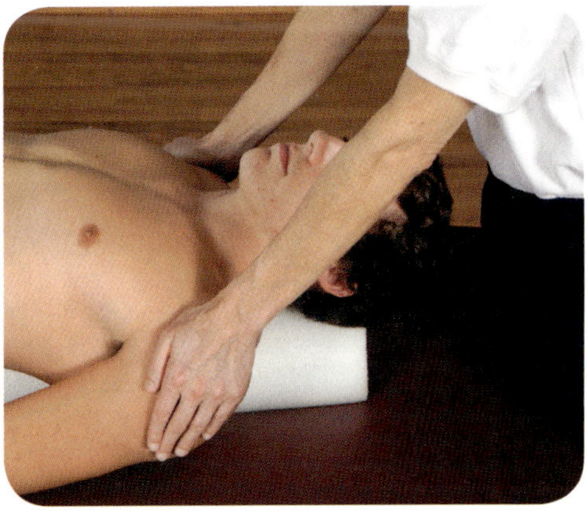

단방향 흉근 스트레칭

이 스트레칭 동안 수평 확장이 가능하도록 고객의 어깨를 마사지 베드의 가장자리에 놓아라.

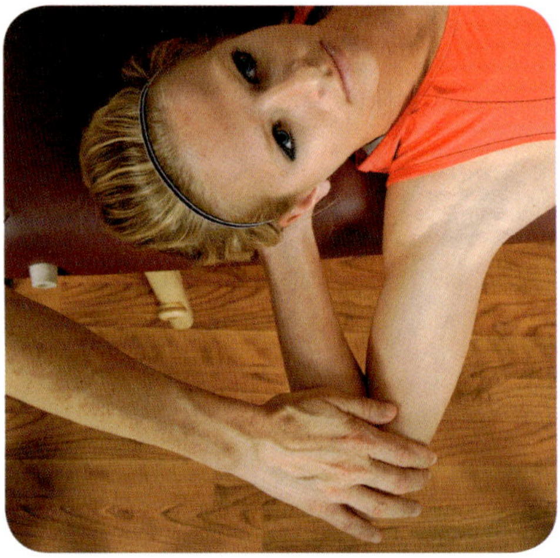

수동적 허리 굴곡

당신의 등에 무리가 가지 않도록 하려면 이런 식으로 고객의 다리를 잡을 때 당신 가까이 두어라.

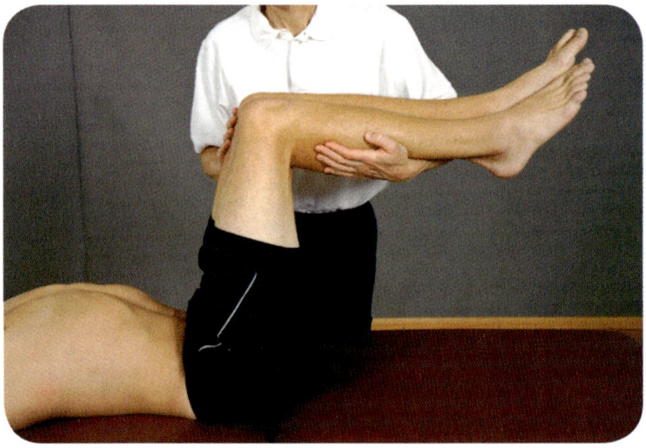

단방향 하지 견인

이 부위는 요추뿐만 아니라 고관절, 무릎, 발목도 움직인다는 것을 기억하라.

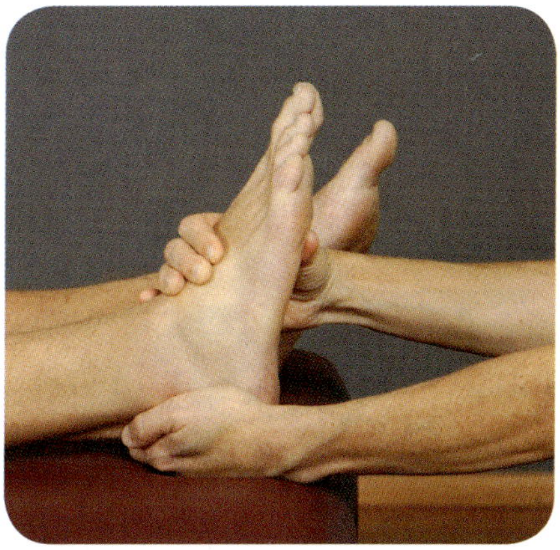

수동적 골반 후방 경사

수건을 사용하여 고객이 수동적인 후방 경사를 경험할 수 있도록 도와주면 요추의 신전근을 펴는 데 도움이 된다.

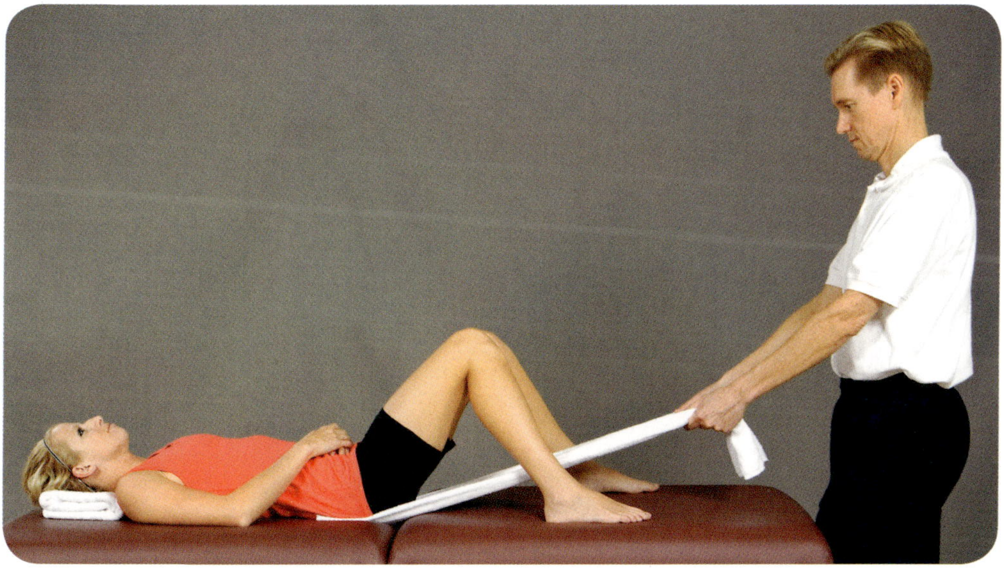

수동적 요방형근 스트레칭

이 스트레칭을 마사지 베드에 앉아 있는 고객에게 시행하는 것과 바닥에서 하는 것을 비교해 보라.

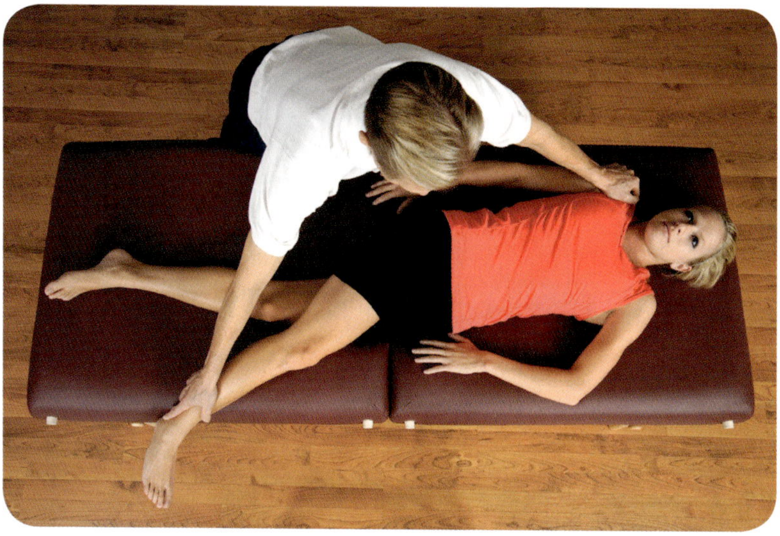

10

앉은 상태에서의 스트레칭 방법

이 장에는 15개의 앉아서 수행할 수 있는 스트레칭이 설명되어 있다. 하퇴부 2개, 상지 9개, 몸통 4개. 이러한 스트레칭은 5, 6, 7장에서 다뤘다. 어떤 순서로 그것들을 연습하느냐는 중요하지 않다. 즉, 여러분은 스트레칭을 몸통에서 시작해서 상지 또는 하지로 이동할 수 있다. 고객을 의자나 마사지 베드 가장자리에 위치시켜서 그것들을 연습할 수 있다. 처치를 위해 등받이가 필요한지 실험해 보라.

발과 발바닥 스트레칭

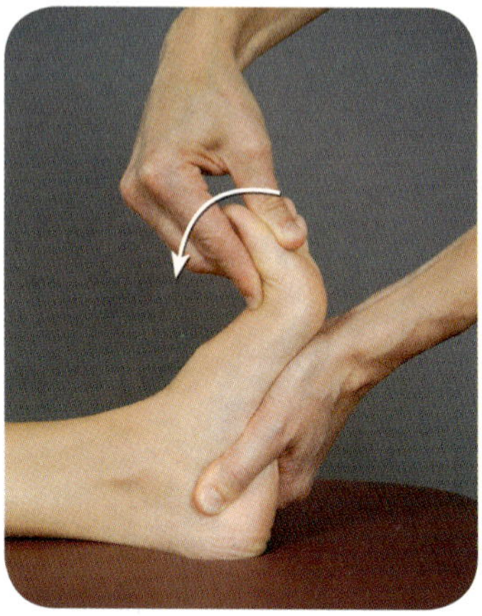

고객을 반듯이 눕히거나 앉힌 상태에서 발과 발바닥이 늘어날 수 있게 한다. 반듯이 누운 자세에서는 고객의 발을 치료에 적합한 높이에 위치시킬 수 있다는 장점이 있다. 앉은 자세에서는 유연성이 떨어지지만, 고객이 걸상, 의자, 심지어 당신의 무릎 위에 발을 쉬게 함으로써 여전히 스트레칭을 할 수 있다. 앉은 자세에서 종아리 스트레칭을 적용할 수도 있다. 여기에 표시된 스트레칭 외에 5.5 및 5.6(73쪽)을 참조하고, 고객이 앉아 있을 때 이러한 스트레칭이 어떻게 형성될 수 있는지 고려한다.

무릎과 대퇴부 스트레칭

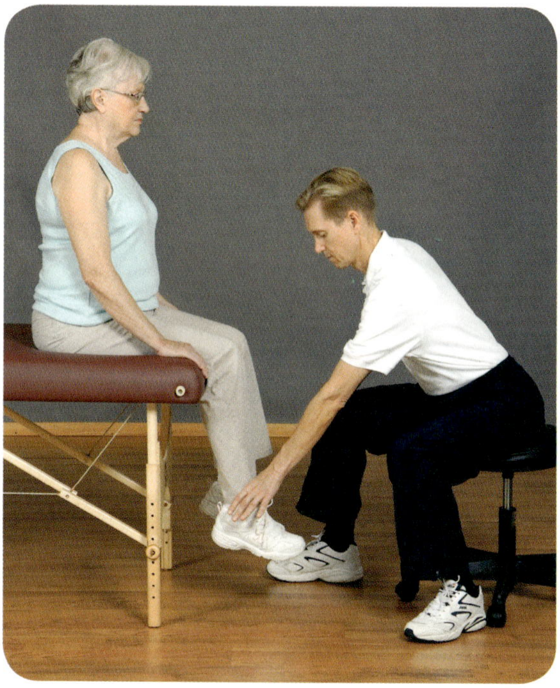

고객이 의자에 앉은 자세일 때 햄스트링과 대퇴사두근을 스트레칭할 수 있다. 물론 이는 이러한 근육의 긴장 때문에 무릎 가동범위에 제한이 있는 고객이나 엎드린 자세 또는 반듯이 누운 자세에서 편안하게 쉴 수 없는 고객을 치료하는 경우에만 적용된다. 유연성이 좋은 고객에게는 앉은 자세 스트레칭이 적절하지 않다. 이 자세에서는 무릎을 완전히 구부릴 수 없기 때문이다. 무릎의 후방 캡슐에 장력이 있는 고객에게는 앉아 있는 햄스트링 스트레칭이 유용할 수 있다. 고객이 편안하게 앉아 있는 동안 등받이가 필요하지 않은지 고려한다.

부드러운 어깨 견인

앉아 있는 고객에게 이 스트레칭을 적용할 때와 누운 자세의 고객에게 적용할 때의 느낌을 비교한다. 이전 섹션에서 측면 목의 굴곡과 함께 부드러운 어깨 견인을 연습했다. 앉은 자세에서 그게 어떻게 가능할까?

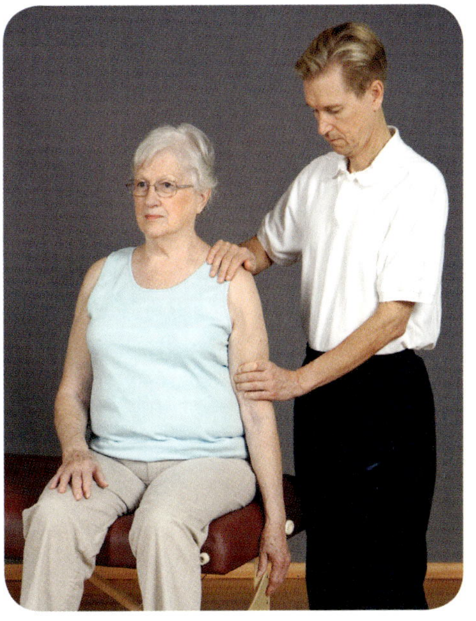

어깨 내회전 근육의 스트레칭

그림과 같이 고객의 팔을 잡고 상완을 외회전으로 부드럽게 가져가면 내회전 근육이 늘어난다. 이것을 고객이 누워 있을 때 시도하는 것과 비교해 보라. 앉은 상태에서의 스트레칭은 팔이 외전되어 있지만, 반듯이 누운 자세에서도 팔이 외전되어 있는가?

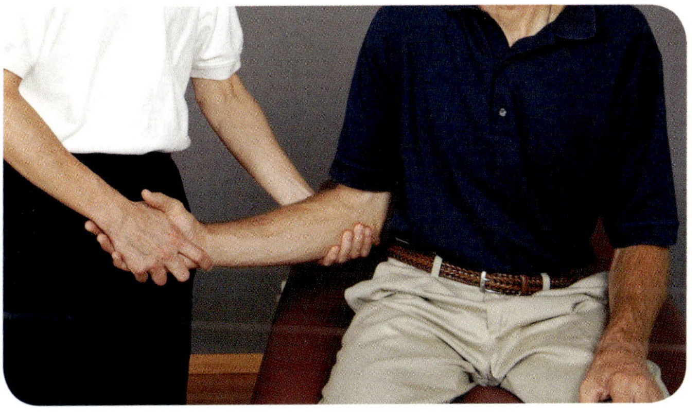

부드러운 팔꿈치 스트레칭

그림과 같이 팔뚝과 팔꿈치를 잡는 것은 회내 근육과 회외 근육을 스트레칭할 수 있는 좋은 방법이다. 팔꿈치 굴곡과 신전도 앉은 자세에서 쉽게 수행할 수 있다.

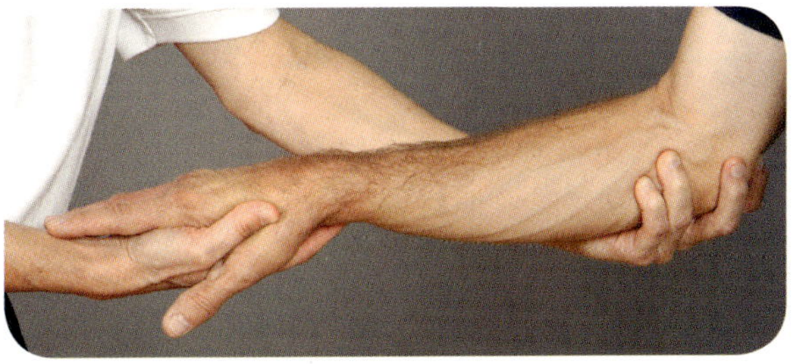

부드러운 손목 굴곡

고객인 반듯이 누운 자세에서, 척골과 요골의 굴곡근과 신전근을 수동적으로 스트레칭하는 것의 느낌이 어떤지 비교해 보라.

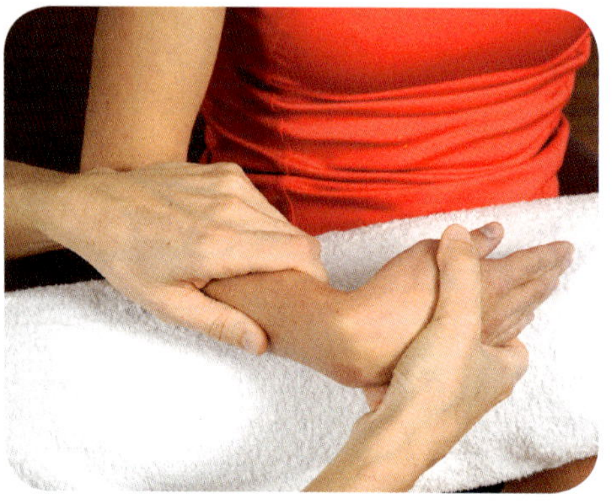

부드러운 손목 신전

또한 손가락을 신전시킴으로써 고객은 더 큰 스트레칭을 경험한다는 점에 주목한다.

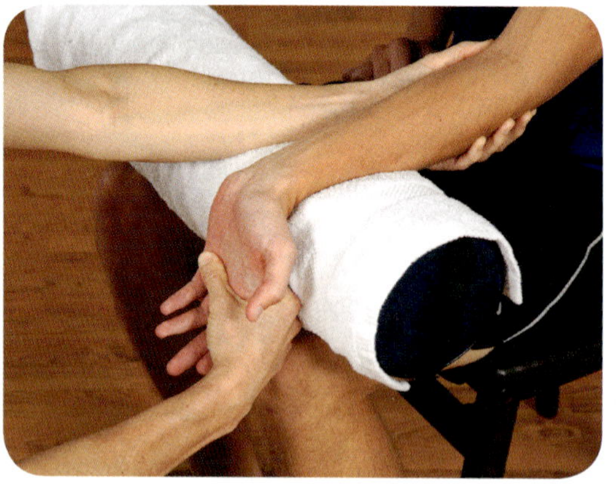

요골과 척골의 견인

이 스트레칭에 주의해야 한다. 이러한 움직임은 손목 굴곡과 신전 동작보다 훨씬 범위가 좁기 때문이다.

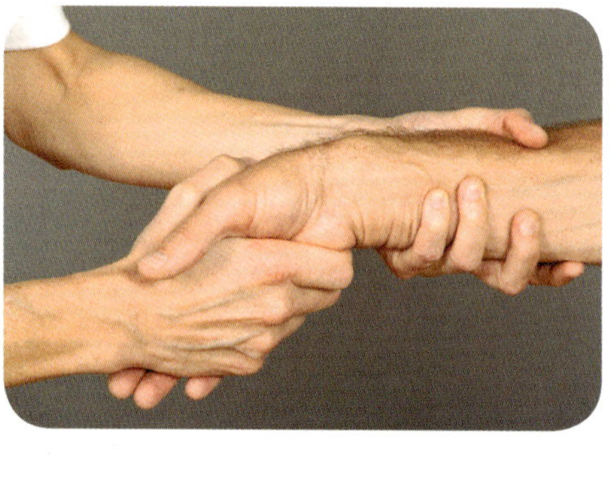

부드러운 손목 견인

어떠한 잡는 방법이 손목에 부드럽게 힘을 줄 때 당신과 고객에게 가장 적합한가?

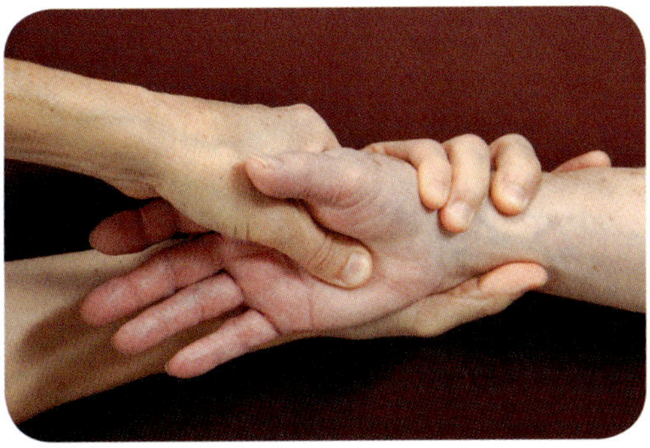

손가락 굴곡근 스트레칭

손목과 손가락 외에 팔꿈치가 늘어나면 손가락 굴곡근의 스트레칭 감각이 증가한다는 점에 주목한다.

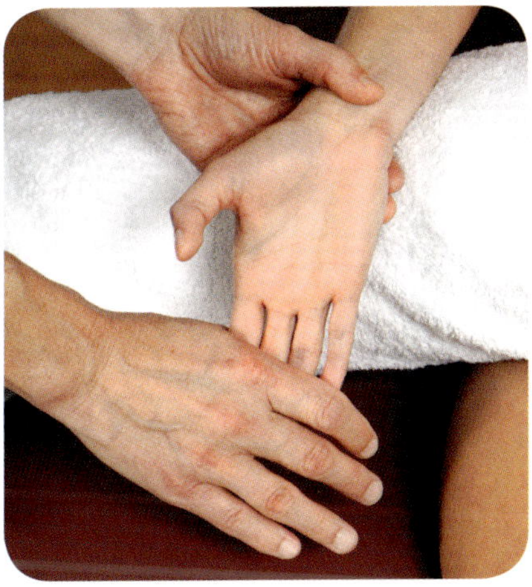

손바닥 스트레칭

손바닥의 손허리뼈를 이완시킬 때 어떤 방법이 가장 적합한지 신경 써라.

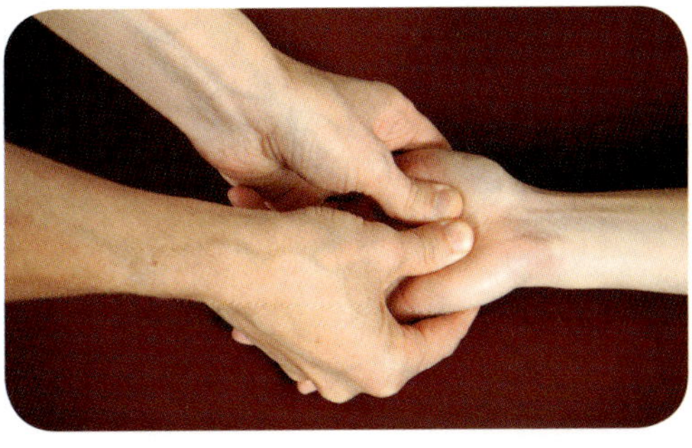

부드러운 목 스트레칭

이 스트레칭을 신중하게 적용하고, 당신이 하는 것처럼 고객으로부터 피드백을 받는 것을 기억하라.

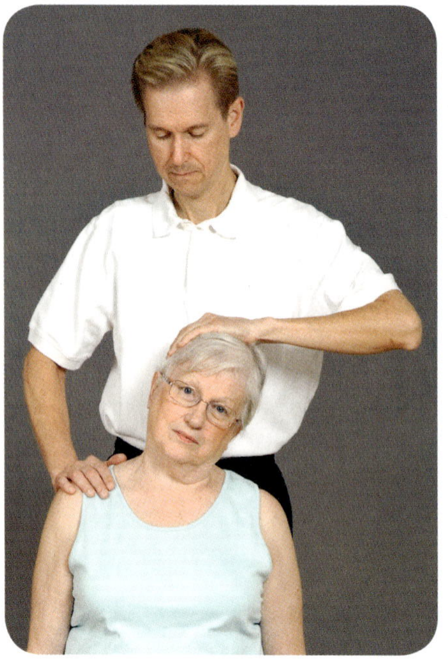

승모근의 연부조직 이완

상승모근과 견갑거근에 대한 연부조직 이완은 앉은 자세의 고객에게 적용하기 쉽다. 이 고급 형태의 스트레칭 수행에 대한 지침은 4장을 참조한다.

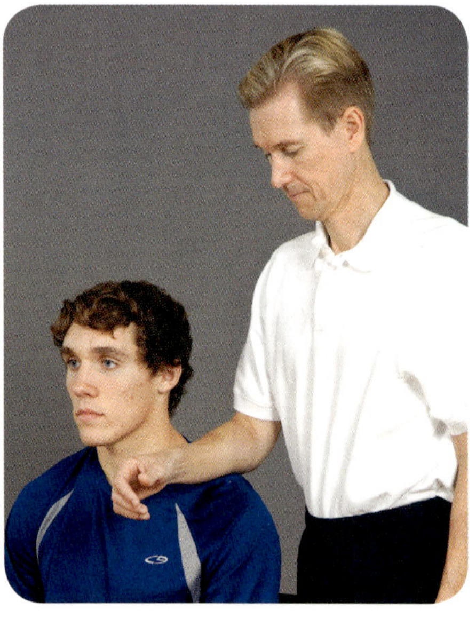

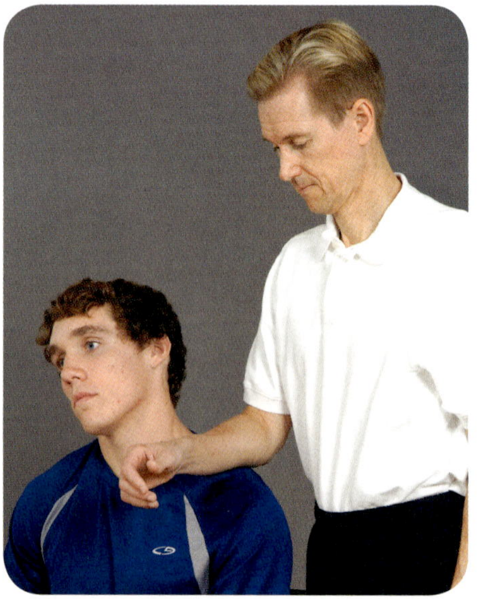

견갑거근의 연부조직 이완

팔꿈치를 사용하는 것은 압력을 국소화시킨다는 것을 기억해라. 그러나 이것은 당신이 힘을 더 가해야 한다는 것을 의미한다. 이 모든 수동적인 스트레칭은 통증이 없어야 한다.

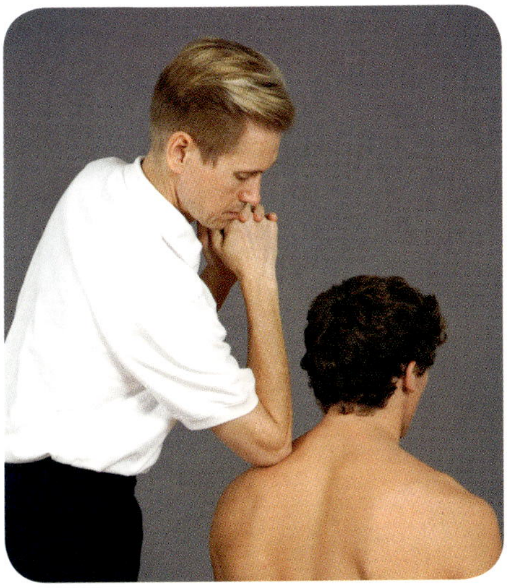

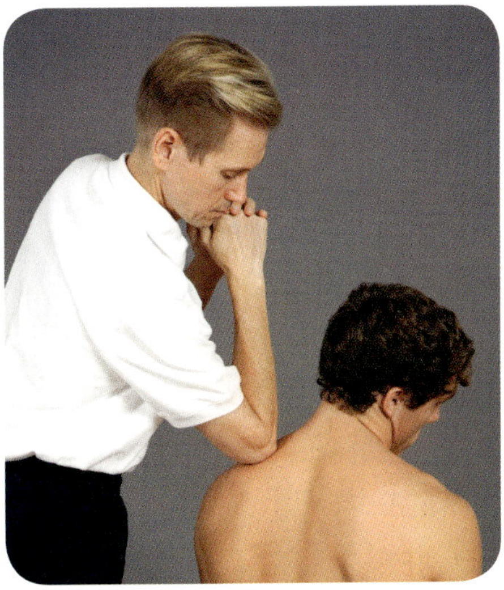

앉은 상태에서의 흉근 스트레칭

때때로 고객의 어깨를 부드럽게 뒤로 당길 때 고객의 척추 확장을 예방하기 위해 베개나 받침대를 고객의 등에 놓는다. 이 자세에서 사람들을 과도하게 스트레칭하기 쉬우므로 피드백을 받는 것을 잊지 말라. 또한 여기 보이는 것처럼 뒤로 물러설 필요가 없다는 것을 기억하라. 팔꿈치를 천천히 신전하기 전에 고객의 등을 마주 보도록 돌아선다.

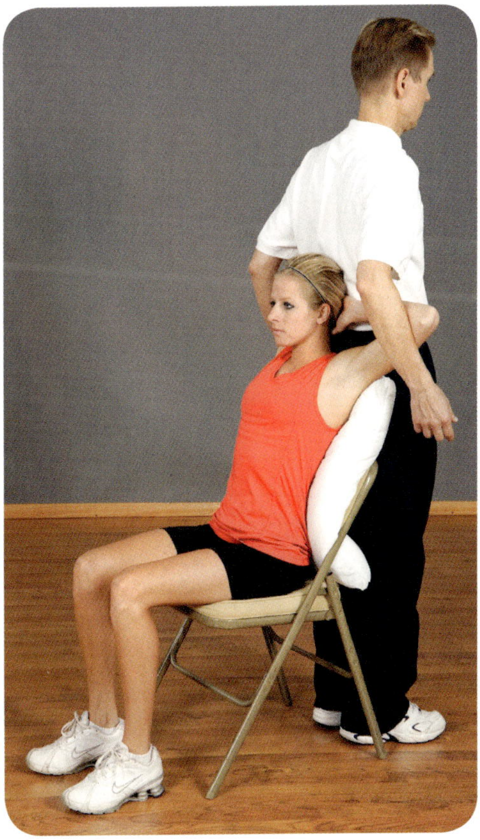

자가 질문

5~7장을 통해 스트레칭을 연습할 수 있는 방법을 알게 되었다.

- 수동적 스트레칭을 적용하고자 할 때 가장 선호하는 자세는? 엎드린 자세, 누운 자세 또는 앉은 자세 중 어느 것을 선호하는가?
- 특별히 쉽게 적용할 수 있는 스트레칭이 있었는가? 특별히 힘든 스트레칭이 있었는가? 만약 그렇다면, 무엇이 어려웠는가? 당신의 자세나 손 동작, 고객의 자세 또는 스트레칭 자체를 수정하여 스트레칭을 효과적이면서도 적용하기 쉽게 보완할 수 있는가?
- 고객이 수동적인 스트레칭을 할 수 있도록 하기 위해 긴장을 풀게 하는 것은 얼마나 쉬웠는가?
- 5장, 6장, 7장에 소개한 스트레칭이 특히 도움이 될 만한 고객을 생각해 볼 수 있는가?
- 만약 수동적 스트레칭에 대해 다른 치료사에게 조언을 한다면, 당신이 생각하는 가장 중요한 3가지는 무엇인가?

간단한 질문에 대한 답변

1장

1. 치료적 스트레칭은 개인의 신체적 또는 정신적 행복의 개선을 의도적으로 촉진할 목적으로 행해지는 스트레칭이다.
2. 그 밖의 치료 개입에는 다음이 포함된다.
   얼음 사용(ICE)
   고정
   인지행동치료(CBT)
   림프 드레나지
   휴식
   운동
   마사지
3. 염좌는 인대에 손상을 입는 것이다. 염좌는 근육이나 건의 손상이다. 두 가지 모두 그들의 심각성에 따라 등급이 매겨진다. I등급은 몇 개의 섬유질 손상을 입는 것으로 상대적으로 온화하며, III등급은 심각한(완전한 파열), II등급은 I등급보다 조직손상이 많으나 III등급보다는 적다. 둘 다 고통과 부기를 수반하며, 조직이 완전히 치유되기 전에 통증이 가라앉는다. 근육의 혈관이 더 많기 때문에, 근육 염좌는 빨리 치유되는 경향이 있다.
4. 스트레칭
   - 정상적인 근육의 기능 유지를 돕기 위해
   - 근육의 장력으로 인한 통증 완화를 돕기 위해
   - 근육의 경련을 극복하기 위해
   - 관절 가동범위를 유지 또는 개선하기 위해
   - 근육의 치유를 촉진하기 위해
   - 자세 불균형을 교정하는 도움을 주기 위해
   - 흉터 조직의 발달을 최소화하는 데 도움을 주기 위해
   - 이완을 돕거나, 동기를 유지 또는 개선하거나, 행복감을 자극하는 등의 심리적 요인에 영향을 미친다.
5. 이 질문에 대한 옳고 그른 답이 없다. 일반 안전수칙에 열거된 모든 포인트는 중요하다.

2장

1. SMART는 구체적이고, 측정할 수 있고, 달성할 수 있고, 현실적이고, 시의적절함을 의미한다.
2. 언급된 스트레칭의 4가지 유형은 능동적인 스트레칭, 수동적인 스트레칭, 머슬에너지 테크닉, 연부조직 이완이다.
3. 노인 환자와 함께 일할 때는 노인들이 균형에 문제가 있고 근력이 약하기 때문에 앉거나 누워 있는 자세로 스트레칭을 하는 것이 더 나을 수 있다. 선 자세에서 하는 스트레칭은 어렵거나 낙상의 위험을 증가시킬 수 있다.
4. 각도계는 관절의 운동 범위를 측정할 때 사용하는 장치다.
5. 스트레칭 후 고객의 재평가는 스트레칭 목표를 달성하는 데 효과적이었는지를 판단하기 위해 필요하다.

3장

1. 능동적인 스트레칭은 치료사나 트레이너의 도움 없이 스스로 수행하는 것이다.
2. 수동적인 스트레칭은 다른 사람의 도움을 필요로 하는 스트레칭이다. 이 두 번째 당사자는 일반적으로 고객과 협력하여 고객의 몸을 쉽게 스트레칭할 수 있도록 배치하는 피트니스 전문가, 물리치료사 또는 스포츠 마사지사이다.
3. 처음 고객과 함께 일할 때, 오직 한두 개만의 쉬운 스트레칭 방법을 제공해 주어 환자가 적극적으로 수행할 수 있도록 지도하는 것이 필요하다. 왜냐면 많은 고객들이 치료사가 제공한 조언을 필요로 하지 않고, 자신들이 스트레칭하기 쉬운 프로그램만을 점점 더 따라가기 때문이다.
4. 능동적 스트레칭과 수동적 스트레칭 모두 최소 30초간 유지되어야 한다.
5. 고객의 사지에 수동적인 스트레칭을 적용할 때는 사지를 가벼운 저항의 지점으로 가져다가 그곳에 잡아둔다. 이곳이 바로 고객이 스트레칭 감각을 느끼면서 통증이 없는 지점이다.

4장

1. MET 스트레칭 전에 근육을 적극적으로 수축시킬 때 최대 25%의 힘을 사용하되 초과하지 않도록 고객에게 지시한다.
2. 3부 전체에 걸쳐 설명한 수동적 스트레칭은 모두 MET 스트레칭의 시작 위치로 사용할 수 있다.
3. STR을 적용할 때, 스트레칭되는 근육은 처음에는 짧아진 다음 치료사가 적용하기에 따라 여러 위치에서 고정되는데, 이때 MET를 사용하면 스트레칭 전에 보통 길어지고 어느 지점에서든 압축되지 않는다.
4. STR을 사용할 때 조직을 잠그려면 엄지손가락, 주먹, 팔뚝 또는 팔꿈치를 사용할 수

있다.

5. 더 많은 정보가 있는 유용한 서적은 다음과 같다.
『최근 근에너지 기법(Muscle Energy Techniques)』(L. Chaitow, Churchill Livingstone, 2001), 『촉진 스트레칭(Facilitated Stretching)』(E. McAtee and J. Charland, Human Kinetics, 1999), 『연부조직과 통증유발점 이완』(J. Johnson, Human Kinetics, 2009)

5장

1. 능동적인 스트레칭은 경미한 부상을 치료하는 데 가장 안전한 방법이다.
2. 족저근막염을 치료할 때는 종아리 스트레칭이 유용하다. 왜냐면 종아리 근막이 발뒤꿈치 뼈를 통해서 족저 근막과 연결되어 있기 때문이다.
3. 능동적인 스트레칭은 특히 종아리나 햄스트링 경련을 겪는 고객에게 추천하는 것이 좋다. 왜냐하면 반대되는 근육군(즉, 경골신경전면과 대퇴사두근)의 적극적인 수축은 종아리와 햄스트링의 수축을 억제하기 때문이다.
4. 반듯이 누운 자세에서 수동적인 내전근 스트레칭을 할 때, 앞쪽 전상장골극 위에 손을 올려 고객의 골반이 기울지 않도록 하는 것이 필요하다.
5. 엎드린 자세에서 대퇴사두근을 수동적으로 스트레칭할 때 골반이 기울어지지 않도록 천골 위에 균형을 잡으면서 안정시킨다.

6장

1. 어깨 주변 조직을 당겨 주고 관절의 윤활액을 증가시키기 위해 팔을 시계추처럼 움직이는 것이 유용하다. 유착성관절낭염(동결 어깨)이 있는 고객에게 도움이 된다.
2. 경직된 내회전 근육을 갖고 있는 환자들에게 스트레칭 프로그램과 측면 강화운동을 시키는 이유는, 이 운동들이 내회전 근육의 움직임을 제한시켜 스트레칭을 더욱 잘 할 수 있게 되기 때문이다.
3. 내측 상과염과 외측 상과염을 가진 환자가 스트레칭을 할 때 팔꿈치를 편 상태를 유지하는 것은 중요하다. 왜냐면 굴곡근과 신전근이 팔꿈치를 지나기 때문에 팔꿈치를 편 상태를 유지하는 것은 이 근육들의 스트레칭을 증가시키기 때문이다(반면에 팔꿈치를 굽히면 스트레칭이 줄어든다).
4. 손목 부상이 있는 사람의 회복을 돕기 위해 손가락 스트레칭을 해 주는 것은 중요하다. 왜냐면 손가락 건이 손목 관절을 지나 움직임에 영향을 미치기 때문이다.
5. 손목 염좌 이후 회복을 위한 4가지 움직임은 굴곡, 신전, 요측편위, 척골편위이다.

7장

1. 수건을 사용하여 수동적인 목 회전 치료를 받을 때, 고객이 머리 아래에 있는 치료용 베드를 느낄 수 있다면 더 좋다. 왜냐하면 이것은 그가 긴장을 더 잘 풀 수 있게 해 주

기 때문이다.

2. 올바른 머리와 목의 후인을 장려하기 위해, 고객은 선반에 턱을 올려 놓고 이 선반에 턱을 앞뒤로 움직이고 있다고 상상하도록 권유할 수 있다(천장을 올려보는 것은 목을 당기는 것이 아니라 목을 펴 주는 것이다.)
3. 척추를 후인하는 것은 고객이 가슴 근육을 이완시키기 위해 매일 할 수 있는 간단한 운동이다.
4. 요통이 있는 고객을 치료할 때, 엉덩이를 들어 올리는 운동은 몸무게 전체를 들어 올리기 이전 단계인 누운 자세에서 수행할 수 있어야 한다.
5. 고객이 서 있는 자세보다는 앉은 자세에서 몸통을 능동적으로 회전시키는 것이 더 나을 수 있다. 왜냐하면 고객이 서 있는 자세에서는 허리보다는 발, 팔뚝, 엉덩이에서 회전하는 경향이 있기 때문이다.

사진 찾아보기

하지

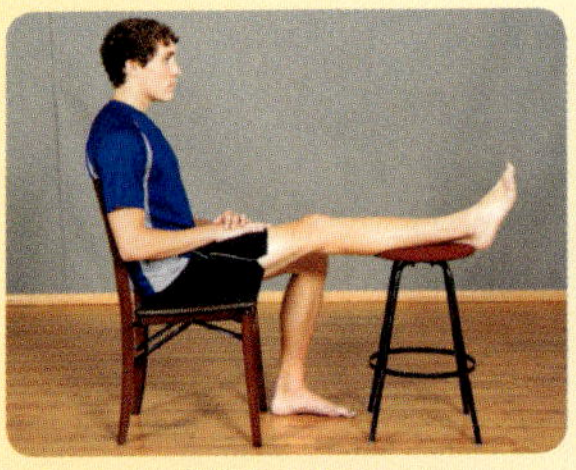

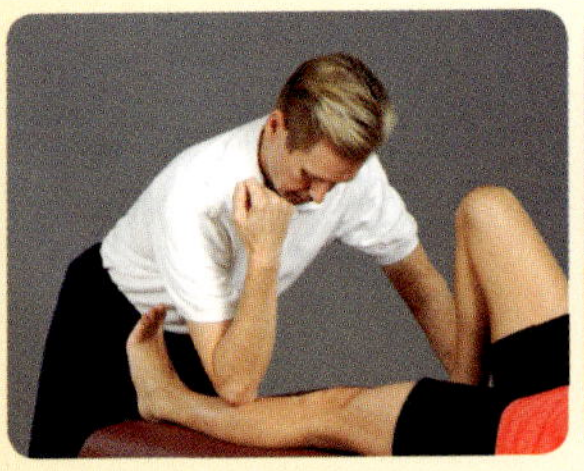

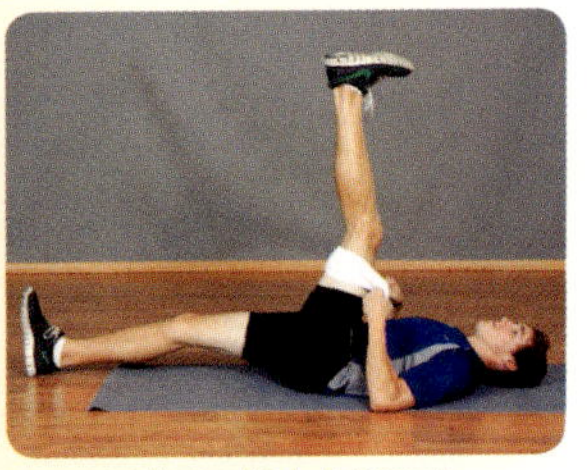

상지

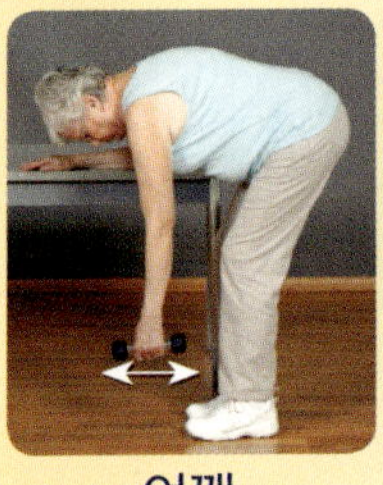

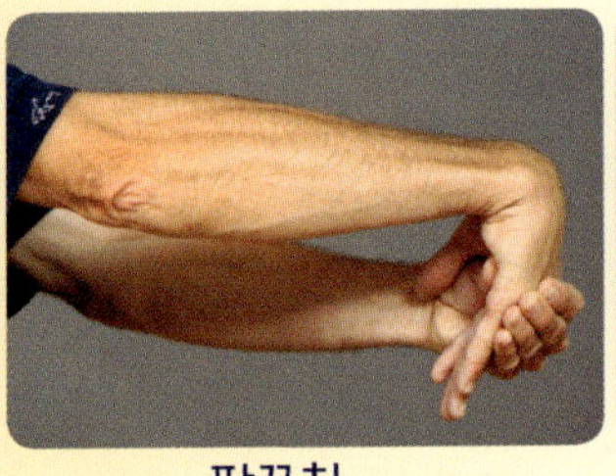

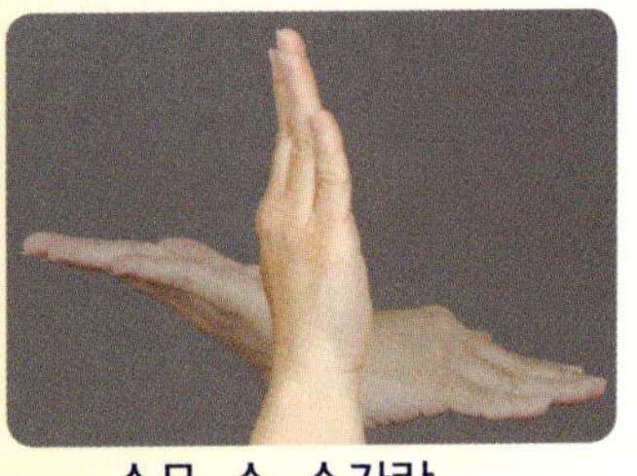

몸통

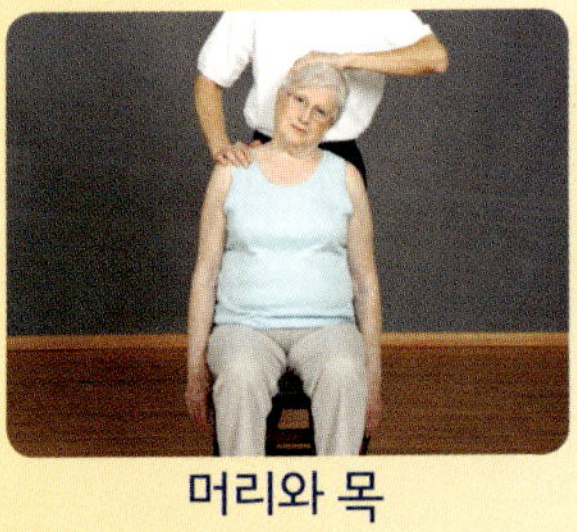

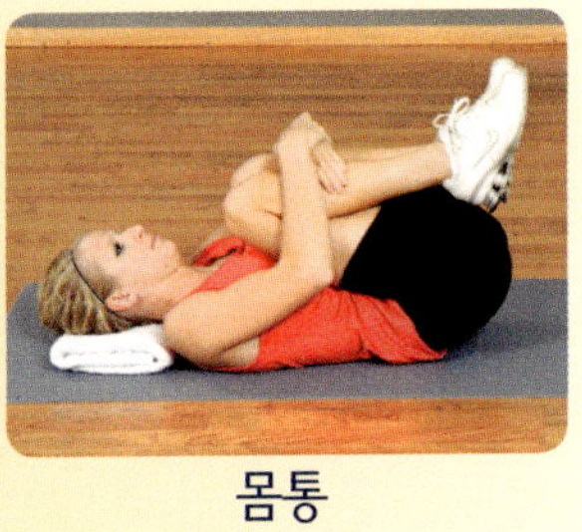

저자에 대하여

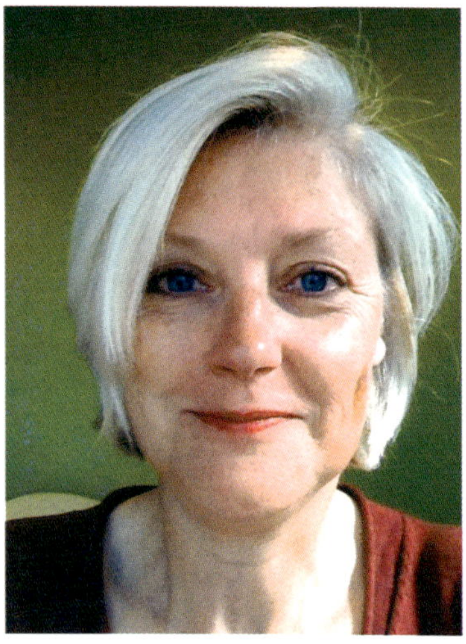

제인 존슨, MSc는 런던 마사지 회사의 공동 책임자(영국, 런던)이며 공인된 물리치료사이자 스포츠 마사지 치료사다. 경험이 풍부한 보디워크 강사인 존슨은 10년 이상 FHT(Federation of Holistic Therapists)를 위한 전문 개발 워크숍의 정규 제공자였다. 그녀는 이를 통해 수많은 분야에서 일하는 수천 명의 치료사들과 접촉하게 되었고, 자신의 실력 또한 알리게 되었다.

또한 영국에서 개최되는 Complementary and Massage Expo(CAM)의 정기 발표자로도 활동하고 있다. 그녀는 the Chartered Sociefy of Physiotherapists의 정회원이며 보건 전문가 위원회에 등록되어 있다. 또한 해부학 과학 연구소의 일원이다.

여가 시간에 개를 산책시키고, 영춘권을 연습하며, 박물관에 가는 것을 즐긴다. 그녀는 런던에 산다.

역자에 대하여

• 대표 역자

백형진: 대한예방운동협회 협회장

• 공동 역자

김명건: BM 교육이사
김보성: (주)BM 운영실장
김성언: 세종대학교 체육학과
김영웅: BM EDU 대표강사
김지훈: BM 필라테스&PT 서울대입구점 대표
김진규: 차의과대학교 의학과 통합의학전공
문성용: BM 필라테스&PT 당산점 지점장
박주영: 프리미엄 펄스짐 트레이너
박주형: (주)BM 대표이사
양지혜: KBS스포츠예술과학원 외래교수
이근호: 국제재활코어필라테스 교육강사
이준화: 국민대학교 학점 요가& 필라테스 외래교수
임승섭: 전 상주시청 사이클팀 의무 트레이너
임찬미: 에르모 뷰티토탈케어샵 총괄책임자
임효빈: Pilates and fitness Business Association 협회장
정지운: 염광여자메디텍고 교사
최민준: BM 필라테스&PT 유성점 지점장

치료적 스트레칭
Therapeutic Stretching

1판 1쇄 펴냄: 2020년 8월 5일

지은이: 제인 존슨
옮긴이: 김명건, 김성언, 김영웅, 김지훈, 김진규, 문성용, 박주영, 박주형, 백형진,
양지혜, 이근호, 이준화, 임승섭, 임찬미, 임효빈, 정지운, 최민준
펴낸이: 권오현
펴낸곳: 대성의학사

출판등록 2009년 6월 22일(제301-2013-095호)
서울특별시 중구 을지로 126-1 (을지로3가, 3층)
전화 02)2279-3444 / 팩스 02)2285-0108
Homepage www.medibook.co.kr

값 30,000원

ISBN 979-11-90868-04-4(13690)